A Realistic Approach
for Residents to
Psychiatric
Symptoms

レジデントのための

精神症状鑑別の
リアルなアプローチ

誰も教えてくれなかった,
処方の前に知っておきたい評価手順

小川 朝生　　国立がん研究センター東病院精神腫瘍科

MEDICAL VIEW

本書では，厳密な指示・副作用・投薬スケジュール等について記載されていますが，これらは変更される可能性があります。本書で言及されている薬品については，製品に添付されている製造者による情報を十分にご参照ください。

A Realistic Approach for Residents to Identify Psychiatric Symptoms
(ISBN 978-4-7583-0238-8 C3047)

Author：OGAWA Asao

2024. 03. 20 1st ed

©MEDICAL VIEW, 2024
Printed and Bound in Japan

Medical View Co., Ltd.
2-30 Ichigaya-hommuracho, Shinjuku-ku, Tokyo, 162-0845, Japan
E-mail ed@medicalview.co.jp

● はじめに

「精神症状に鑑別なんてあるの？」

　とある飲み会で，内科診断学で有名な先生とご一緒させていただいたときのことです。救急外来を受診したケーススタディが並んだ鑑別診断の勉強会の後，内分泌や感染症など，徴候から鑑別を挙げ，感度・特異度を踏まえた検査実施の是非を議論した後に聞かれた，この思いもかけない言葉に驚きました。

　これだけ細かく徴候をみて，その頻度を検討し，鑑別の優先順位をつける，その精巧な技術を拝見した後に，精神症状になるとみな同じに見えてしまうのだろうか？ なんとも言えないギャップを感じました。また，その違和感とともに，ローテートで回っているレジデントの先生方も，精神科を回りつつも精神症状・症候をどうとらえてよいのかわからずに戸惑っている姿も思い出しました。

　精神科の入門書や精神症状に対応するマニュアルは，筆者が研修医をしていた頃と比べ，格段に多く世に出されています。しかし，多くの本は，「うつ病のときはどうする？」，「パニック発作だったら？」といったように，主要な症状が同定され，ある程度鑑別がついた後の対応がまとめられている一方，その精神症状をどのように鑑別していくのか，考え方や具体的な手順は意外に解説されていないようです。

　実は，精神症状には，鑑別を進める暗黙のルールが従来診断に組み込まれており，そのルールを知ることで，見通しが大きく変わってきます。例えば，一般病棟でも多く見かけるせん妄では，注意の障害から周囲の状況がつかめず，不安が高まることも多くあります。この場合の不安は，あくまでもせん妄から派生するものなので，せん妄の症状の1つとして対応します。しかし，この症状をみて，なぜ「パニック障害でせん妄です」と2つ診断を併記しないのか，その理由は，組み込まれた鑑別のルールにあります。精神症状を検討する際に，意識障害や器質疾患を優先するこのルールを知るだけで，先ほどの疑問は解消します。

統合失調症などの専門的な疾患の鑑別よりも，内科や外科といった精神科以外を志望されるレジデントの先生方が今後のために知っておくと役立つせん妄やうつ病，不安について，最低限の鑑別の流れを伝えることができないかという想い，それを形にしようと試みたのが本書になります。

　本書でまとめている臨床的なアプローチに触れてもらうことで，「精神症状は結局みな同じにみえる」，「区別がつかない」という悩みが少しでも解決されるとしたら，望外の喜びです。

2024年2月

国立がん研究センター東病院精神腫瘍科

小川朝生

●目次

Part I　精神症状の鑑別に必要な評価手順

精神症状の評価は階層構造をもつ

1.「精神症状って結局すべて同じじゃない？」という人へ ……………………… 2
初期研修ローテート（精神科）で得た知識と病棟でのギャップ ……………… 2
精神科の診断には階層構造が埋め込まれている ……………………………… 3
もう一度鑑別の流れをおさらいしよう ………………………………………… 6
精神症状の評価もスマホやパソコンの調子をみるのと同じ ………………… 8
脳の構造と精神症状との関連は？ …………………………………………… 15
それぞれの病態・疾患で評価を考えてみよう ……………………………… 17

評価の基本

1. まずはせん妄のみかたから ……………………………………………… 21
興奮を伴わないせん妄はなぜ大事？ ………………………………………… 21
case 1 ···· 21
せん妄はどのように判断する？ ……………………………………………… 22
せん妄の「興奮」に引きずられてはならない ……………………………… 24
「注意の障害」はせん妄のときに確実に出る症状 ………………………… 26

2. 気分の症状評価（うつ病） ……………………………………………… 34
気分と感情は違う？ …………………………………………………………… 34
気分の異常とは？　医療的な対応が必要なのはどのようなとき？ ………… 35
自殺 …………………………………………………………………………… 38
希死念慮 ……………………………………………………………………… 40

3. 知覚・思考障害の評価 …………………………………………………… 48
思考の障害とは？ …………………………………………………………… 48
知覚・思考障害を評価する …………………………………………………… 49
統合失調症の症状 …………………………………………………………… 52

4. 不安の鑑別 ………………………………………………………………… 59
不安とは？ …………………………………………………………………… 59
代表的な症状：パニック発作 ……………………………………………… 62

医療的に対応するのはどこから？ ……………………………………… **63**

不安関連の障害 ……………………………………………………………… **68**

不安障害・パニック発作の治療 ………………………………………… **70**

Part II　臨床での病態の鑑別とかかわり方

ケースでわかる実際の評価と対応

1. 興奮 …………………………………………………………………………… **74**

興奮と不穏とは？ ………………………………………………………… **74**

case 2 …… **74**

鑑別の流れ ………………………………………………………………… **76**

case 3 …… **78**

BPSDとは？ ……………………………………………………………… **80**

2. 怒り …………………………………………………………………………… **83**

本態に気づきにくい「怒り」 …………………………………………… **83**

怒りのパターン …………………………………………………………… **84**

case 4 …… **84**　　case 5 …… **87**　　case 6 …… **89**

3. 幻覚 …………………………………………………………………………… **95**

幻覚とは？ ………………………………………………………………… **95**

客観的な幻覚と錯覚の違いをどのようにとらえるか ……………… **97**

case 7 …… **98**　　case 8 …… **99**　　case 9 …… **100**

幻覚のまとめと注意点 …………………………………………………… **103**

case 10 …… **103**

4. 妄想 …………………………………………………………………………… **105**

妄想とは？ ………………………………………………………………… **105**

妄想は揺らぐのか（抗精神病薬の治療効果とは） …………………… **108**

case 11 …… **109**

妄想はどのように出てくる？ …………………………………………… **110**

妄想をどのように評価する？ …………………………………………… **111**

妄想の3パターン ………………………………………………………… **112**

case 12 …… **112**　　case 13 …… **113**　　case 14 …… **114**

妄想の聞き出し方 ………………………………………………………… **115**

5. 元気がない，動かない …………………………………………………… **118**

鑑別の流れ ………………………………………………………………… **118**

　　　　　　　　　　　　　　case 15 ···· **118**　　case 16 ···· **121**　　case 17 ···· **124**

　　3D ··· **126**

　　NCSE（非けいれん性てんかん重積状態）にも注意 ························· **127**

　　　　　　　　　　　　　　　　　　　　　　　　　　case 18 ···· **128**

6. 治療やケアを拒否する ··· **131**

　　拒否する要因 ·· **131**

　　　　　　　　　　　　　　case 19 ···· **132**　　case 20 ···· **135**

　　拒否するほかの要因 ··· **136**

　　　　　　　　　　　　　　　　　　　　　　　　　　case 21 ···· **136**

7. 眠れない ··· **140**

　　急な不眠の訴え ··· **141**

　　不眠をどのようにみていくか ·· **141**

　　不眠のタイプと影響の大きさを確認したら ·· **143**

　　　　　　　　　　　　　　case 22 ···· **145**　　case 23 ···· **146**

　　睡眠衛生指導 ·· **146**

　　睡眠薬を使う ·· **148**

8.「死にたい」と言う ·· **151**

　　「死にたい」と言われたら ·· **151**

　　希死念慮とは？ ··· **152**

　　「死にたい」に対応する ·· **155**

　　自殺リスクの評価 ··· **156**

9. 指示に従わない ·· **158**

　　まずはせん妄を考える ··· **158**

　　せん妄の次に ·· **159**

　　認知症にせん妄が重なる場合 ·· **160**

　　せん妄・認知症の鑑別議論における注意点 ·· **163**

10. けいれん ··· **166**

　　NCSE ··· **166**

　　NCSEの治療 ·· **170**

まとめ ··· **173**

付録（主な向精神薬の相互作用）······· **174**

索引 ··· **180**

著者紹介 ··· **183**

I

精神症状の鑑別に必要な評価手順

PartⅠでは，神経生理学に基づく精神症状の評価と，その具体的な順序，手順を学びます。なぜせん妄の評価から始めるのか，原理原則をしっかり押さえていきましょう。

1 「精神症状って結局すべて同じじゃない?」という人へ

「目の前の患者の精神症状をどう評価してよいのかわからない」という悩みや「精神症状って結局すべて同じじゃない?」という疑問に応えて解説していきます。

 最初に,精神症状の評価は階層構造をもっているという大切なお話をします。

 階層構造ですか! 気になります。よろしくお願いします。

≫ 初期研修ローテート(精神科)で得た知識と病棟でのギャップ

　今まで,精神科の臨床実習を受けたり,初期研修で精神科をローテートしたかと思います。そのときに統合失調症やうつ病の人の診療に参加したのではないでしょうか。

　その後,身体治療の場面に戻ります。急性期の病棟では高齢者が多く入院しています。高齢者だから落ち着いて入院生活を過ごしているかというとまったくそのようなことはありません。入院したら急に様子が変わる,治療を開始すると急に動かなくなる,表情もなくなってしまったというような場面が出てきます。そのときに精神科の研修の場面が役立つかというと,そうもいきません。

　まず,精神科の研修で診た患者のパターンとずいぶんと違います。「ああ,あれね」と言えるような状況が出てきません。仕方がないので,何が異常なのかを探ろうとします。「幻覚」とか「希死念慮」といった目立つものがあればまだ救われます。では,そういったものがない場合はどうしましょう? とりあえず「普通ではない」ことはわかるものの,この普通ではないことを何と言ったらよいのだろうかと「言葉にならない」ことに悩みます。

　皆さんは,おそらく認知症は認知症,不安は不安,うつはうつというように,各疾患・病態を別々に紹介されてきたり,学んできたと思います。そうすると,せん妄も認知症もうつ病もみんな横一線に並び,症状と疾患なども「○○があれば△△」という整理の仕方になります。そのようななか,臨床で似たような症状が並んだ場合に,「せん妄でうつ病っぽくてパニック障害もある」といったように見えがちです。あれこれ気になれば気になるほど収拾がつかなくなっていくのです。

≫ 精神科の診断には階層構造が埋め込まれている

　精神科の診断は並列に並んでいるのではなく，下から上に鑑別をしていく階層構造をもっています。言い換えると，診断をつけるときに何を優先するのかが暗黙のうちに埋め込まれていて，その順番に沿って判断されていきます。

　「精神科の診断をどのようにつけたらよいのかわからない」，「目の前の"おかしさ"をどう言葉にしたらよいのかわからない」と悩むのは，実は疾患を知らないのではなく，その暗黙のルールが伝えられていないからです。その流れをぜひ押さえてほしいと思います。

　鑑別診断における暗黙のルールを表したものが図1になります。

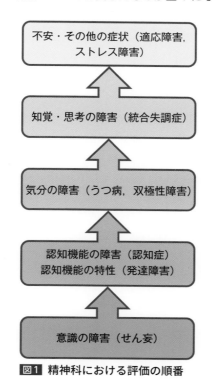

図1 精神科における評価の順番

Point ▶ 精神症状の評価には順番がある。見たまま判断はしない。

精神症状（精神科）の鑑別のポイントは，

> ① 最初に意識の障害を評価する。
> ② 続いて認知症や知的障害，発達の特性など，脳の器質的な問題（脳自体になんらかの問題や特性をもつ疾患）を確認する。
> ③ その次に気分の障害を評価する。
> ④ さらに知覚・思考の障害を評価する。
> ⑤ 最後に不安を評価する。

という流れです。この上から下の順番が繰り返し出てきますので，まずこの枠組みを把握してください。この流れは何度も繰り返し登場しますので，なじみあるものにしてほしいと思います。

　鑑別の流れをざっとみていきましょう。最初に①意識の障害，具体的にいうとせん妄の有無を判断していきます。せん妄がないとなったら，その次にみるのが②認知機能の問題，そして知的な問題がないかどうかをみていきます。それがないとなったら，③気分の障害，いわゆるうつ病などを除外していって，その次に④知覚・思考の障害，具体的にいうと統合失調症や，あるいは高齢者であれば老年期精神病というものをみていきます。そして，最後に扱うのが⑤不安になります。

　この鑑別の流れを話しますと，多くの人は驚くのではないかと思います。なぜならば，精神症状のなかでもっとも目立つ症状が"不安"だからです。

≫ なぜ不安を先に扱わないのか？

 "不安"という症状をどのようにとらえていますか？

 落ち着かない症状です。

 そうですね。不安というと，一般的に患者がうろうろしたり，そわそわするといった落ち着かない様子であったり，動悸やふるえをみせ，ときにはパニック発作のような呼吸困難を訴えるなどの光景が浮かぶかと思います。このような"不安"を認めたとき，どのように対処しますか？

 患者が「不安だ」と言ってきたら，放置するわけにもいかないので，とりあえず話を聞いて，それで落ち着かないようであれば抗不安薬を使います。

確かに話を聞いて落ち着けばよし，落ち着かなければ抗不安薬という武器があります。しかし，一方でせん妄で不安な様子の人をみて，ベンゾジアゼピン系抗不安薬を使ってせん妄を悪化させてしまった経験はありませんか？ 例えば次のような場面です。

> **場面　不安？**
> 　70歳過ぎの肺炎で38℃台の発熱があって入院中の患者が，夕方くらいに立ったり座ったりを繰り返し，そのうちにナースコールを連打するようになった。どうしてナースコールを押すのか尋ねても答えが返ってこない。「何か様子がおかしい」と言い，大声を上げるようになる……。

確かに落ち着かない様子ですし，そわそわ，うろうろしているので不安ととらえられなくもないのはわかります。しかし，これは肺炎を背景として生じたせん妄を疑う典型的な場面になります。

》 なぜ「不安」ではなく「せん妄」として扱うのか？

　なぜ上記の場面は「不安」としてとらえるのではなく「せん妄」として扱うのでしょうか。皆さんが迷われるのももっともです。なにせ，実際に「不安」がっていますから。この「不安」がある場面で，なぜ「せん妄」を優先してとらえ，「不安」を後回しにするかというと，それは，不安がどのような疾患でも出てくるものだからです。

　この理由を知るのに役立つのは，「不安」がどのようなときに出るかを確認することです。不安の定義を改めて確認すると，

> 「将来に対する漠然とした恐怖や危機感」

になります。このことからわかるのは，不安とは，「今の状況のままいくと，将来よからぬことが起こるのではないか，というサイン・信号」ということになります。さらに言えば，「今の状況のまま行くのはどうか，なにか考えたり，行動を変えたほうがよいのではないか」という認識をもつ場面だということになります。

Point ▶ 不安とは，今のままでいくとよからぬことが起こるというアラート。

≫「不安」は環境に合っていないという信号

　ここで重要なポイントは，「不安」は環境にうまく適応できていなければ，どのような場面でも出てくるという点です。従って，「せん妄」で周りの状況がうまくつかめなくても「不安」は出ますし，「うつ病」で不適応な状況でもやはり「不安」は出てしまうのです。不安は環境に適合できていないときにはいつでも出る症状であり，「どうして適応できていないのか」という背景は示してくれないのです。

　つまり，「不安」はもっとも目立つ症状でありながら，精神症状を鑑別するうえでは役に立ちません。不安は除外診断をしながら，分けて整理をする必要があります。

> **Point** ▶ 不安は最も目立つ症状だが，精神症状を鑑別するうえでは役に立たない。

≫ もう一度鑑別の流れをおさらいしよう

　一番目立つ「不安」を真っ先に扱わない理由が明らかになったところで，もう一度鑑別の流れをみていきたいと思います。

　先述した鑑別の流れは一体どのような考え方で整理をしようとしているのか？当然，鑑別をしていくからには，その背景に想定している原理があります。そのルールをみていきましょう。

≫ 機械の動作として考える

　精神症状の評価というと，画像で診断する領域とずいぶんと異なるため，イメージがつきにくいかと思います。例えば，皮膚科や内科でしたら，直接部位を診たり，画像で疾患の有無を判断できます。また，直接部位がみえないにしてもＸ線や顕微鏡の画像もあります。では，精神症状のように目に見えないものをどう分けていくか。ここでイメージをしていただくとよいのが，機械の動作（プロセス）として小分けにする方法です。

　図1の評価を例えた図2を基にお話します。

　例えば，皆さんがお持ちのスマートフォン（以下，スマホ）やパソコンが壊れたときを思い浮かべてください。スマホが急に調子が悪くなり，原因を調べて直さないといけないというときに，どこの調子が悪いのか順番に探っていくと思い

ます。多くの場合，まず電池や電源が入るかどうかを調べるのではないでしょうか。本体は問題なくても，電池が傷んだりして電圧が不安定でしたら，スマホの電源もついたり消えたりしますし，エラーも発生してまともに動かなくなります。

　次に何を調べるでしょうか。電池が大丈夫だとしたら，起動するかどうかをみていきます。言い換えれば，スマホ本体の CPU，パソコンだったら基板が壊れていないかをみていきます。もしも電源が入らなかったり，入ったとしても起動画面や OS（オペレーティングシステム）が立ち上がらないとしたら，機械的な部分が壊れてしまったと考えられます。

　その次に確認するのが，立ち上がったら基本プログラムが動くかどうかです。例えば，スマホの電源は無事に入って起動したものの，うまく動作しなければ，スマホやパソコンの基本的な動作を調節する OS の具合が悪いということになります。

　そのうえでみていくのが個々のアプリです。OS まで動いても，アプリが立ち上がらなかったり，動作が止まってしまったりすれば，アプリのエラーだと考えられるでしょう。

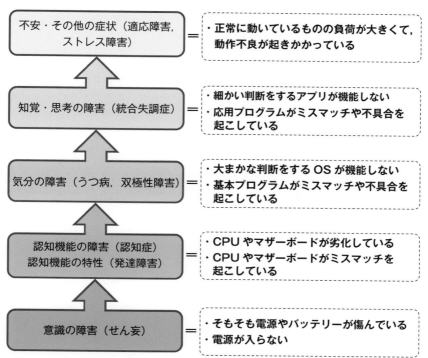

図2 精神症状の評価の順番をパソコンやスマホに例えると

≫ 精神症状の評価もスマホやパソコンの調子をみるのと同じ

　精神症状の評価の考え方もスマホやパソコンの調子の見方と同様です。どうしても「評価」とか「鑑別」というと堅苦しく感じてしまいますが,その背景には,機械と同じような "構造" を想定しているのです。

　精神症状の場合,スマホの CPU や基盤（メモリを含む）に該当するものが「脳」になります。「脳」は神経の固まりです。神経解剖では,いろいろな神経核とか皮質の機能局在といったものがあったかと思います。ここではそのような細かい点は横に置いて,脳という高度な機能をどのように支えるのかという点についてざっくりとつかんでください。

≫ 脳の電源が安定していない：せん妄，電源が入らない：意識障害

　精神症状の評価・鑑別の順番も,機械の評価と同じ意味です。最初に評価するもの,意識障害・せん妄は何をみているのでしょうか。この評価は,スマホの電源にあたります。脳という機械の活動を支える動力が安定して供給されているかどうかを評価しています。

　例えば,スマホの電池の充電が切れかけて不安定になってしまった,といったことを経験したことはありませんか？ そのときにスマホを操作するとどうでしょうか。電圧が不安定で画面はついたり暗くなったりし,アプリを立ち上げてもうまく動かず,誤作動やエラーが出たりしませんでしょうか（図3）。とても使えたものではありません。同じことが脳でも生じます。これがせん妄です。この「脳の電源にあたる」身体基盤（脳の活動や覚醒を支える脳幹）の活動が不安定なため,そのうえに乗っているあらゆる脳の活動が揺れて安定しない,そのような状態を指します。

　このように,せん妄は基盤が安定せずに誤作動を起こしている状態をいいますが,意識障害とせん妄の違いは,この電源が不安定ながらも入っているのか,そもそも電源が入らないのかの差ととらえるとよいです。

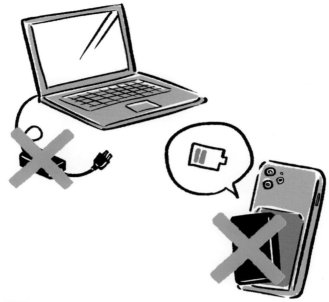

図3 電源が安定しない。バッテリーが傷んでいる

≫ CPU が劣化した状態：認知症，CPU が片寄った特性をもつ：発達障害

　その次に評価するのは何か？　電源が入っているかどうかをみたら，その次は機械が作動するかどうかです。スマホやパソコンでいえば，装置の要にあたるCPU（中央演算装置）やマザーボード（電子回路基盤）が作動するかどうかになります。もし CPU やマザーボードが古かったり劣化したりすれば，電源が入っても起動しない，あるいは起動しても動きが遅かったり，スペックが合わないとアプリが誤作動したりします。そのような状態でいくら iOS™ とか Android™ のバージョンを上げてアップデートしてもうまく動かないわけです。このように，プログラム以前の問題でその先いくら頑張ってもうまく動かないといった状態が認知症に相当します（図4）。

　また，ヒトは脳をもっていますが，その能力は個人差が大きいのが特徴です。それは処理能力の差だけではなく，処理の方法自体にもバリエーションがあります。パソコンに例えれば，ゲーム専用パソコンのように画像処理に強いものもあれば，表計算に強いパソコンもあります。同じように，脳でも視覚処理のように同時処理に強い脳もあれば，推測などみえないものに対応することを得意とする脳もあります。このような単一の，もしくは複数の特性が強い場合を発達の特性・

発達障害（特性が強いため環境とうまく適応できず，本人が社会的に困るときに障害と付けるが，それ自体によい・悪いの価値の評価はない）とよびます。

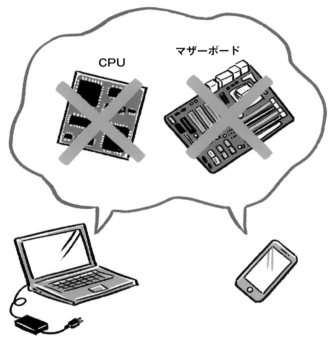

図4 CPUやマザーボードが劣化している

> **参考** 「発達障害」とは自閉スペクトラム症（ASD），注意欠如多動症（ADHD），知的能力障害（知的発達症／知的発達障害），学習障害やその他（発達性協調運動症／発達性協調運動障害）を幅広く包括する概念です。DSM-5 と，DSM-5 に従った ICD-11 においても「神経発達症」という呼称が採用されていますが，臨床現場への周知の途上であることから，本書では一般的に用いられている「発達障害」に統一して表記します。

≫ OS に当たる基本のプログラム：気分・情動

電源をみて，CPU が動いてパソコンが立ち上がるかどうかをみました。その次に確認するのは何でしょうか。パソコンであればオペレーティングシステム，すなわち mac OS や Windows，スマホであれば iOS™ や Android™ が立ち上がるかどうかをみますね。脳におけるこの基本のプログラムにあたるものが何か

といえば，気分に相当します。

　気分というと，「快・不快」，ヒトでは喜んだり，しんどく感じたりします。泣いたり，怒りを感じたりといろいろと表現はありますが，気分が評価しているのは，「今の環境が自分に合っているかどうか」で，粗くザックリとした判断をこなしているということになります。生き物にとってまず大事なことは，危険な環境を避けて生き長らえることです。危険がないかどうか，とりあえず大まかに，粗っぽくでもよいので判断し，もし不都合なことがあればすぐに逃げる，なんらかの対応をするといった判断をすることになります。細かい知的な作業をするにしても，その前提となる基本の状況をモニタリングしている基本ソフトにあたります。

　このメインとなるプログラムが壊れるとどうなるでしょうか。パソコンであれば，基本のモニタリングができなくなります。環境のモニタリングができなくなるので，例えばスマホに負荷が加わっていても，うまく CPU が機能せず，適切にメモリを割り当てることができなくなったりします。脳の場合，この状態に当たるものとしてうつ病をとらえるとよいと思います。つまり，うつ病とは，かなり大雑把にいうと，脳に負荷がかかり続けた結果，脳が疲労し，細かい作業に十分な資源を配分できず，そのパフォーマンスが発揮できなくなった状態になります（図5）。

Point ▶ うつ病とはいわば CPU への過負荷。脳疲労。

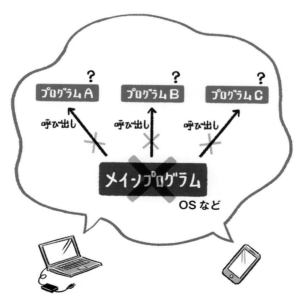

図5 OSなどの基本となるメインプログラムが機能しない

一方，負荷がかかったことがきっかけで，CPU にブーストをかけて普段以上のパフォーマンスを発揮させることもあります。短期間であれば問題ないものの，負荷がなくなっても勝手にブーストがかかり止められなくなってしまう状況も生じます。これが躁状態とも言えます。躁状態というのはさまざまな活動ができて，ある意味効率がよいようにみえます。しかし，急速に疲弊していきますし，必ずしもよい結果には結びつきません。やはり適切に合わせられないことはどこかで無理が生じているものです。

≫ アプリに相当するもの：知覚・思考能力

　ずいぶんと評価が進んできました。では，ここまで評価が終わったら次は何を確認しますか？

　基本のプログラムまでみましたので，そのうえでインストールされている応用プログラム，いわばアプリケーションソフト（専用ソフト）の動作確認になります。大まかな判断ができているかをみて，そのうえの細かい動作をみていきます。例えば，パソコンでいえば Word® や PowerPoint® といったソフトが動いているかどうか，スマホでいえばそれぞれのアプリが動くかどうかの確認になります。

　そのように各々のアプリがきちんと動くかどうかに該当するものが，脳では「知覚・思考」に当たります。この部分がうまく機能しなくなると出てくるのが，統合失調症や老年期の精神疾患といわれるものです。言い換えれば，細かい状況判断がうまくいかなくなった状態というのがその姿です。統合失調症で例えるなら，外部からの入力（主に聴覚）から情報を抽出し（人の声から会話の内容をつかむ）処理する作業がうまくいかなくなり，幻聴として聞こえてしまったり，抽象的な思考を進めることが難しくなったりします（図6）。

≫ 環境に合っているかどうかのアラートサイン：不安

　そして，最後に出てくるのが不安です。不安については最初に触れましたが，大事なサインです。なぜ最後に扱うのかも含めて改めてここで確認しましょう。

　不安は「その生物，ヒトが置かれている環境が，その生物・ヒトに合ってない」ということを示すアラートに当たります。言い換えれば，「今のままいるとよからぬことが起こるかも」，「何か対応を考えたほうがよいのでは」と，警告を出していることになります（図7）。

◉ アラートがなる原因はさまざま

　ここでのポイントは，不安は「環境にうまく合っていない」ということを示す

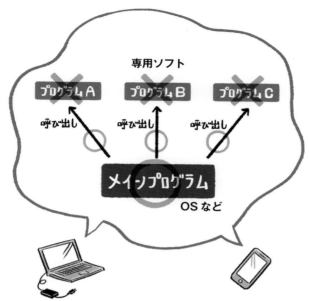

図6 アプリなどの応用的なソフト(専用ソフト)が機能しない

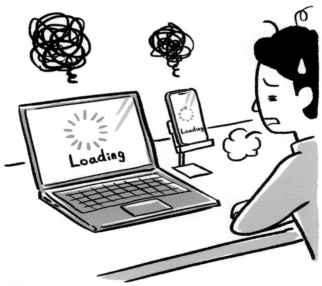

図7 負荷が大きくて動作不良が起きかかっている

アラートだということです。「環境に合わせるために何か変えたほうがよい」ということまでは示せるけれども、それが「どうして合ってないのか」、「何をしたらよいのか」は、残念ながら出てきません。従って、目の前の患者が「不安です」と訴えたときに、"その患者が環境に合ってないかもしれない" というアラートは出ているのですが、それが「なぜその患者に合わないのか」という原因はつかめないのです。

その原因が環境の問題である場合もありますし、認知機能が歪んでいて、「実は環境と合っているものの、幻覚、妄想があって、その環境をうまくつかめないためにアラートが（ある意味勝手に）出てしまう」のかもしれません。また、うつ病のために疲弊してパフォーマンスが落ちてしまい、環境に適応できなくなっていると判断してアラートが出ているかもしれません。そもそもせん妄で電源がうまく動いてなくて、勝手にアラートが出ているだけかもしれないのです。

不安というのは、行動でも発言でもすごく目立ちます。最前面に出てくる症状なので、臨床では真っ先に目につきますが、残念ながら評価に役立つかどうかという点では弱く、単に「環境に合ってるのか、合ってないのか」を示すに留まります。

不安に気づくのは大事だが……

そのような理由から、「不安」を認めたときには、不安のその先にどのような原因があるかを探る必要がでてきます。幻覚や妄想なのか（環境を歪んでとらえてしまうため）、うつなのか（疲弊してパワーがあげられない）、認知症なのか（脳の機能が劣化して正しく動かない）、せん妄なのか（そもそも脳の活動が安定せず正しく動作していない）、すべてが入り混じって出てくるため、どこに原因があるかをみていくことが大事になります。

評価は根本からする

いろいろな原因が混じると迷子になりがちです。そのときに大事なのは、ルールを決めて系統的にみていくことです。脳の評価、精神症状の評価でいうと、その根本からみていき、見落としがないようにすることです。

例として、親亀の上に子亀が乗っかっている様子をイメージしてみてください（図8）。大事な点として、親亀がこければ子亀がこける関係だということです。子亀だけをみていてはだめです。親亀のほうからみていくことが、その原因を見つけるコツになります。それが、最初に挙げた鑑別の順番です。

繰り返しになりますが、まずせん妄がないかを診て、認知症の有無（と発達の

特性）を評価します。そのうえで，気分，そして知覚・思考（幻覚・妄想），不安の順番で整理をする。その流れでみれば，漏れがなく整理ができます。ここは一番大事な話ですので，何度も戻りながら解説したいと思います。

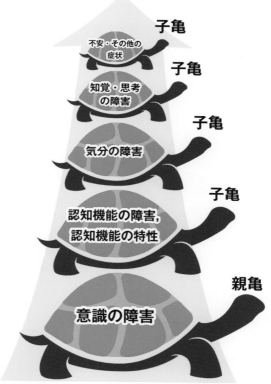

子亀

不安・その他の症状

子亀

知覚・思考の障害

子亀

気分の障害

子亀

認知機能の障害，認知機能の特性

親亀

意識の障害

図8 親亀と子亀の関係でとらえる評価の順番

≫ 脳の構造と精神症状との関連は？

　今まで精神症状の階層構造について話してきました。精神症状の評価は，この階層構造を暗黙の前提とし，そのため評価に順番があるという点です。

　精神症状については，さまざまな講義や解説を耳にしてきたのではないかと思います。そこでは精神症状につけられたさまざまな名前が出てきますが，みな同列で扱うためにその関係がつかみにくくなりがちです。強弱なく，平らにうつとか不安などが並んでるようにみえてしまいます。そうすると，どうしても目立つ症状からみがちです。結果として，不安の症状にとらわれてしまい，その先どの

ようにしてよいかわからなくなります。精神症状はよくわからない，とあきらめ
を招いてしまいます。

　従って，実際にアセスメントが必要になり，そのときに優先順位を付けて，より
深いところ，基本となるところから確認をしていくのがポイントですという話
をしてきました。スマホやパソコンを例にあげて機械っぽいメカニカルな話をし
ましたが，それを脳の解剖構造に当てはめると，下の図 9 のようになります。

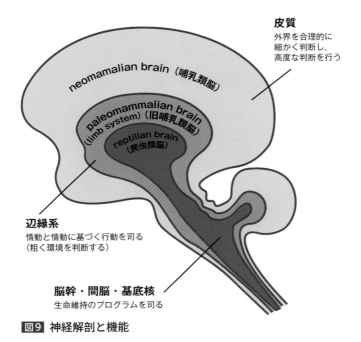

図9 神経解剖と機能

　この図はジャクソンの図とよばれ，最初に脳の構造をとらえようとしたモデル
です。内側から外側に向けた構造の関係が，先ほどの図 1，2，および親亀・子
亀の関係を示した図 8 の上下に対応します。

≫ 脳幹：脳の活動を支える基礎

　まず脳の中の一番深いところに脳幹があります。先ほども脳幹が脳の活動全般
を支える電源にあたる部位という解説をしました。脳幹の中には脳幹網様体とよ
ばれる部位があります。脳幹網様体は覚醒中枢ともよばれ，脳の覚醒状態を作り
維持する基盤です。当然そのような大事な部分がやられれば意識は飛びますし，
そのうえで動く大脳の活動も安定しませんので，認知機能は落ちます。

辺縁系：粗い評価をする部位

　脳幹の上に乗っているところに辺縁系とよばれる部位があります。辺縁系は感情をつかさどる場所です。また認知症ではPapez（パペッツ）の回路とかYakovlev（ヤコブレフ）の回路とかも出てきたかと思います。神経解剖は「もう嫌だな」，「二度と触れたくないな」と敬遠されがちですが，記憶や恐怖といった強い感情をつかさどる部位だということを思い出してください。

　「感情」というと「気持ち」みたいに複雑なものに見えがちです。しかし，簡単に言えば，生き物として，生き残るために快適な環境を選び，命の危険のあるところには近寄らないための判断をスピーディに処理している部位ととらえればその概要を押さえやすいかと思います。

皮質：個別の高度な処理を担当する部位

　辺縁系の上に脳の表面，皮質があります。皮質は高度な処理を個々に行う部位で，細かい判断を担当します。

　脳はこのように階層構造をもち，下が上の活動を支える作りが想定されます。まず脳幹がきっちりと働いて，そのうえで辺縁系が動く，続いて皮質が活動する，これがそろえば，最終的に環境と適切なやりとりができて，私たちの健康な生活が実現します。

　ただ，これらのうちどこかの段階がやられると，環境とのやりとりがうまくいかなくなります。そうすると，それが「環境と合わない」という姿で出てきます。先ほども触れましたが，親亀がこければ子亀がこけるような関係になっています。

それぞれの病態・疾患で評価を考えてみよう

せん妄では？ ～なぜ多様な症状が出るのか

　特に一番下の大事な基盤となっている意識がやられれば，当然その上に乗っているものみなが揺さぶられます。これがせん妄の症状が多様になる理由です。

　せん妄ではよく「不安」と区別がつかないという悩みを聞きます。例えば，臨床現場では，落ち着かない，ソワソワしている様子が目につきます。そのために，「普通の不安」と「せん妄の不安」の違いをとらえられればせん妄の判断がつくのではないかと思ってしまうのです。しかし，その「落ち着きのなさ」だけでは，不安とせん妄の区別はつかないのです。区別をつけるためには，普通の不安にはなく，せん妄にだけ認める症状をとらえることがポイントです。それが「注意の

障害（注意障害）」です（後述，p25）。

　同じく，せん妄かうつ病かわからないということも臨床ではよく出てくる疑問です。実はこれも同じ構造です。せん妄のときには，元の親亀がこけますので，その上に乗っている辺縁系という子亀もこけます。そのために抑うつの症状が出てくるのです。

　併せて，せん妄では，辺縁系の上にいる子亀（知覚・思考）も揺さぶられるので，幻視とか妄想も出ます。実際に幻視［天井のシミが顔に見えたりカーテンがはためいているのを見て人がいるとおびえたりします。実際は幻視と錯覚（間違って認識してしまう）が混じる）］が出るのは，この根元が揺らいでいるからです。

　深刻に悩まされるほど，根元にいけばいくほどいろいろな症状が出てしまうということですね。従って，せん妄の場合は幻視も妄想も出るし，うつも出るし，不安も出る。根元が揺れれば，上にあるものがすべて揺れます（図10）。「いったい何が起きているのかわからない……」と悩むのも当然です。

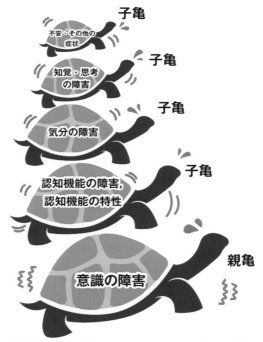

子亀
不安・その他の
症状

子亀
知覚・思考
の障害

子亀
気分の障害

子亀
認知機能の障害，
認知機能の特性

親亀
意識の障害

図10　根元が揺れると上にあるものがすべて揺れる

≫ 認知症では？

　下から2番目の問題である認知症のときにはどうでしょうか？　せん妄のとき と同じように当てはめていきましょう。せん妄と同じく脳の基盤が揺らぐので， その上に乗っかっている気分（辺縁系）も揺れて抑うつなど気分の問題も出てき ます。認知症に伴う抑うつです。

　ここで確認しておきたいのは病態や診断名の付け方です。認知症に伴う「抑う つ」であり，認知症で「うつ病」とは基本的にはよびません。なぜならば，認知 症の問題のほうがより根本的な問題であるので，「うつ病」よりも「認知症」の 診断を優先するのが通例だからです。

　同じく，認知症に伴って幻覚・妄想が出てくる場合もありますね。しばしば見 かけるのが，「嫁に財布を盗られた」などの訴えで有名な物取られ妄想です。では， アルツハイマー病（Alzheimer's disease：AD）で妄想が出てきたから統合失調 症（schizophrenia）と診断をつけるかというと，そのようなことはしません。 理由は先ほどと同じです。統合失調症よりもさらに根元に近い問題である認知症 の診断を優先するからです。

　念のため「不安」についても確認しましょう。察しのよい方はお気づきかと思 います。当然認知症に伴って不安も出ます。しかし，同じような理由で認知症で は不安障害とはよびません。すべて根本的な認知症の診断を優先するからです。 このように，診断の付け方にはルールがあります。

> **Point ▶** 症状が複合的な場合は，より根本的な病態を優先して診断名を付け る。

≫ 同じく，うつ病も妄想がある

　こうしたルールをみてくるといろいろ疑問が出てくるのではないでしょうか。
　親亀から子亀を順番にみてきました。例えば，気分の問題，うつ病があります というときに，はたしてうつ病で幻覚とか妄想が出るのでしょうか，また不安は どうでしょうか。うつ病に伴って幻覚，妄想は出るのかというと，実はあります。

　重度うつ病のイメージをお話ししましょう。よく消化器を診る方は経験がある かと思いますが，しばしば高齢者で腹部の不定愁訴を訴える方がいます。例えば， ひどい便秘を訴えるのと併せて，「おなかの中が腐ってしまった」，「肛門から腐っ た臭いがしてみなに迷惑をかけている」などと話します。「ちょっと変だな…」 とひっかかる訴えですが，忙しい場面だと「腐ることはありません」とか「その ような臭いはしないでしょう」などと説得にかかってしまうかもしれません。し

かし，同じような訴えを繰り返ししてきます。説得しても聞きません。あまりに便秘便秘と言うので，仕方がなく下剤を使い，下剤を使って便が出て，「これでどうですか」と本人に確認すると，今度は「おなかの中のものがみんな出てしまって空っぽになってしまいました」と訴えてきます。

このように，便や腹部症状へのこだわりと「腐る」，「空っぽ」のような空虚を伴う異様な訴え（体感幻覚），イライラ・イジイジとして落ち着かない様子を伴うもの，これがコタール症候群（Cotard syndrome）とよばれるうつ病の最重症形です。

コタール症候群が出るほどのうつ病がさらに重症になると，妄想もでてきます。貧困妄想とか，借金妄想とよばれるものです。「自分は借金まみれになってしまって生きていけません」とか，「治療費も払えないので退院させてください」という訴えになります。そんなとき，しばしば患者の娘さんが患者に反論します。「お母さんそんなことないって。こんなに預金にちゃんとお金が入っているじゃない。しっかり通帳に書いてあるよ」という具合です。しかし，患者本人はまったく聞き入れません。「これはうそだ。通帳の数字は借金に違いない」と言って，がんとして受け付けないのです。そんな形で出てきたりします。

貧困妄想も含め，大きくは微小妄想とよばれますが，ほかにも罪業妄想，自責念慮とよばれる「自分は価値がない，取るに足らないものだ」という考えに凝り固まることもあります。たとえば，「家族や周りに迷惑を掛けている」とか，「自分は世の中のお荷物になっているので，治療を受けられません」といった発言をします。そうすると，これはうつ病に伴う妄想であり，その発言は本人の真意ではありません。疾患に影響されて意思決定能力が落ちていると判断されます。

 精神症状は親亀と子亀のような階層構造として評価する必要があるのですね。はじめて聞いたのですが，より精神症状を整理しやすくなるように感じます。

 そうですね。図8(p.15)のイメージはこの先も振り返る非常に重要な原則なので，ぜひ覚えてください。

1　まずはせん妄のみかたから

　精神症状の階層構造と，それぞれの段階の代表的な疾患が何かをざっとみてきました。親亀がこけたら子亀がこける関係を理解すると，非常につかみやすくなる疾患がせん妄です。この鑑別レッスンを始めるにあたって，まずはせん妄のみかたをお手本に鑑別の流れを確認していきましょう。

≫ 興奮を伴わないせん妄はなぜ大事？

年齢，性別	73 歳，男性
既往	脳梗塞，高血圧
社会背景	妻と 2 人暮らし。71 歳時に脳梗塞で入院したことをきっかけに会社勤めを止めた。
状況	● 正月が明けた頃に 38℃台の発熱，倦怠感が出現。食事も摂取が難しくなった。もうろうとした状況となったため心配した妻が救急を要請した。救急外来で抗原検査をしたところインフルエンザの診断。治療目的で入院となった。 ● 入院直後，うつらうつらと過ごしていたが，夕方あたりより，目をギラギラとさせ，ベッド上で寝たり起き上がったりを繰り返した。ナースコールを押し続け，病棟スタッフが声をかけるが，本人は押した理由を応えられなかった。 ● その晩 21 時頃より，乱れた服装で「会社に書類を忘れた」，「会議に出るぞ。会社まで送ってくれ」と言い始めた。病棟スタッフが入院していること，治療の必要性を繰り返し説明すると，「うるさい」，「宗教団体が俺を閉じ込めようとしている」と興奮し，携帯で 110 番にかけるなどした。 ● 不穏時の頓用（リスペリドン 0.5mg）を飲ませようと説得するが「毒を飲ませようとしている」と拒否し，押し問答になって埒があかない状態となった。対応に困っていると病棟より連絡があった。

case
1

　さて，この症例はいかがですか？

　初期研修のときから経験するあるある場面です。人手の少ない夜になって興奮するので，病棟から毎週のように呼び出されて困りました。不穏でせん妄ですよね。

　そうですね，かなりよく見かけるせん妄の典型的な場面です。一般病棟で夜に興奮して寝ないとなれば，まず不穏と判断されますね。

21

病棟では，不穏時を約束指示で用意しています。よくセレネース®（ハロペリドール）の筋注とかリスパダール®（リスペリドン）とかそのまま使います。

 そうですね，不穏＝せん妄だから，そのまま不穏時指示を使えばよい，と思われがちです。しかし，本当に不穏時指示を使えばそれでよいのでしょうか？

 え？ 不穏だから寝かせないと仕方がないですよね？

 確かに安全のために，興奮を鎮める必要があることはもっともです。しかし，そもそもどうして興奮が出ているのか，その原因は考えなくてよいですか？

 そうか，入院がストレスになっているから興奮しているのだと思っていました。

 いやいや，ヒトはストレスだけで急に興奮したりしません。日本においてせん妄は15年前までは十分に認知されていませんでした。高齢者が増えるなかで事故として目につく機会が増えたり，裁判でも取り上げられるようになったことで，少しずつ認識されるようになったのが現状です。最初にポイントを挙げると，<u>せん妄は全身状態が不良な状態で出てくる最初の意識障害の状態</u>です。ですので，身体的な問題に気づく，大事な場面なのです。

> **Point** ▶ せん妄とは全身状態が不良な状態で生じる意識障害の一種。

≫ せん妄はどのように判断する？

 せん妄をどのようにとらえますか？ 皆さんはせん妄かなと疑うときに，何を基準にせん妄と判断しますか？

 せん妄は臨床ではよくみていますが，基準なんてありましたっけ？ 教科書にもあまり出ていないし，先輩の対応をマネしながらなんとなく対応を覚えていました。

そうですよね。有名な割に，なんとなく「暴れているから」とか「興奮しているから」せん妄だろうと判断しているのが大半ではないでしょうか。せん妄というと，臨床のイメージが強いので，「興奮しているから」とか「わけがわからないことを口走るから」ということで判断されがちです。

 それではダメなのですか？

 確かに，興奮とかわけがわからないことを言う（幻覚，妄想が出る）場合はありますし，また，興奮した場面は非常に印象に残るのでそればかりと思われてしまうのです。しかし，興奮する＝せん妄というわけではないのです。

 どういうことですか？

 興奮を伴うせん妄はあくまでも一部に過ぎない，ということです。言い換えれば，興奮を伴わないせん妄がそれ以上にあるのです。

 え～！ そうなんですか。でも，興奮のないせん妄なんて，別に転ばないし，取り上げなくてもいいのでは？

 いやいや，そういうわけにはいかないのです。実は，興奮を伴わないせん妄は，よく見落とされてしまうのです。

 それはそうですね。興奮がなければ目立たないです。

 目立たないとどうなるか……先ほどせん妄は意識障害の一部だと言いましたね。

 はい。

 つまり，せん妄が見落とされるということは，意識障害が見落とされてしまう，ということなのです。言い換えると，意識障害が見落とされ放置される結果，知らないうちに全身状態はさらに悪化します。結果として対応が後手後手となって，ADLが低下して在宅復帰が困難になります。

 そんなことが起きるのですか！？

そうです。医療者が気づかないうちに全身状態が悪化し，ADLが低下して家に戻れなくなります。そうなるとリハビリをするために転院をしなければならなくなり，その調整に時間がかかります。リハビリをしたとしても必ず機能が回復するとも言えません。家族の介護負担が増えることにつながります。

なるほど。

より深刻なものとして，身体機能だけではなく認知機能も落ち，認知症に移行するケースもあります。

そうなのですね。そうすると，せん妄に気づかなかったらせっかく治療してもその意味がなくなってしまいますね。

まさにそのとおりです。せん妄を予防したり，せん妄に早期に気づくことは，患者を守る重要なポイントになるのです。

> **Point** ▶ せん妄を見逃すということは，意識障害を見落としているということ。

≫ せん妄の「興奮」に引きずられてはならない

興奮にとらわれてはいけないことがよくわかったのですが，興奮でせん妄をとらえないとしたら，一体どのようにせん妄をとらえたらよいのですか？

大事なところに入ってきましたね。「興奮」は確かに精神症状の1つではあるのですが，残念ながら「主となる」症状ではないのです。先ほどの言い方をすれば「子亀の症状」なので，診断の決め手にならないのです。

そうなんですか。目立っていてわかりやすいのが診断において重要だとなんとなく思っていましたが。

そうではないんですね。本態の症状ではないことから，せん妄の全部の症例に出てくることはありません。

≫ せん妄で幻覚・妄想が出るのは半数以下

　幻覚，妄想は派手で目立つ症状なので，せん妄というと幻覚・妄想というイメージをもつ方が多いです。しかし，せん妄でもっともよく出てくる幻覚である幻視でも，認める割合は大体3〜5割ぐらいです。要するに半分も出現しないのです。半分も出ないということは，診断には役に立たないということになります。

> **Point** せん妄において幻覚や妄想は半分も出現しないため，診断には役に立たない。

≫ せん妄と判断するためにはどうする？

 逆に診断をつけたり鑑別するためには，どうしたらいいでしょうか？

 幻覚が役に立たないことから考えれば……，いつも出ている症状？ ですか？

 そのとおりです。診断をつけるためには，「せん妄のときには必ず出ていて，せん妄ではない場合には出現しない」そのような症状をつかまえるのが理想です。では，そのような症状は何ですかね？

 いつも出ている症状？ 何だろう？

 先ほど出てきた鑑別の流れをもう一度確認してみましょうか。脳の症状はいろいろありましたよね。そのなかでより頻度が高く，言い換えれば確実に出てくるのは，どのような症状でしたか？

 それは原因に近いところから出る症状ですか？

 そうです。確実に出る症状は，疾患の本態，震源に近い所から出てくる症状です。せん妄の原因は何かというと，意識の障害やその近縁の症状になります。つまり，注意の障害であり，睡眠覚醒リズムの障害（昼夜逆転）になります。

> **Point** せん妄の原因は注意の障害や睡眠覚醒リズムの障害。

　せん妄を判断するときに，「注意の障害をみます」という根拠はここ，つまり疾患の震源に近いということにあります。実際にせん妄のときに，注意の障害は98％ぐらい出てきます。つまり，ほぼ必発です。確かに幻視とか不安といった目につく症状はたくさんありますが，せん妄の首根っこを押さえる大事な症状は注意の障害一点です。非常にシンプルです。

≫ 問診で精神症状をとらえる

　精神症状の評価というときに，身体のアセスメントと大きく違う点は，直接目に見えるものと目に見えないものがあるという点です。

　精神症状の評価は，患者の内面，言い換えれば，患者はどう考えているのか，どう感じているのか，ということを扱うことになります。しかし，患者の考えている内容について解剖したり画像化して見たりすることは今の医学水準ではできないですよね。従って，問診が大事になってきます。つまり，患者の考えていることや思っていることが外に出てくるところ，例えば言葉とか表情，しぐさをとらえて評価していくことになります。

　外に出てきてとらえられるものは大きく2つに分けられます。1つは話し言葉，もう1つは外見・行動です。細かいところをつかむためには，当然話し言葉が大事ですが，それを支えるものとして外見（たとえば身繕いができているのかどうか）とか，行動をとらえることも役に立ちます。特に，本人の話し方や行動のパターン，あるいは本人の服装など，何気ないところに目を配るといろいろな情報が得られます。

≫ せん妄の場合は注意の障害をつかむ

　急性期や一般病棟で働く場合，精神症状と言えばせん妄が圧倒的に多いので，ここでは精神症状のみかたについてせん妄を例に解説しましょう。

　最初に出てくるのは意識の障害をどうとらえるかということです。せん妄は意識の障害ですので，意識というものが何かというのを一度確認しましょう。意識って何ですか？

　意識とはComa Scaleとかで確認するもので……。

　そうですね。臨床では，GCSとかJCSとかで出てくる言葉ですが，考え出

すと難しい概念です。実際のところ科学的にはまだ厳密に定義ができず，測定も難しい問題があります。

そうなんですね……。

よって，ここでは大体でとらえるのがよいと思います。大雑把にいえば，意識は自分のことや周りのことを正しく把握する力を指します。何を今さらと思われるかもしれませんが，意識というのは自分のこと，周りのことがしっかりとわかっているということを指します。つまり，「意識が清明」と言ったときには，「この人は自分のこともわかっているし，周りで起きていることも正しくつかんでいますよ」ということを改めて確認したという意味でとらえるとよいと思います。

なるほど。

でも，「意識清明」って，臨床では割合簡単に言っちゃいますよね。例えば，救急外来などでは，バイタルを取りながらちょっとしたやりとりをして，反応が早ければ「意識クリアです」みたいに判断します。

確かに。

しかし，実は「意識が清明」というのはそう簡単に言えることではないんですね。

ん？

なぜかひっかかりますよね。その人が「意識が清明」というためには，本当は「自分のことも周りのこともちゃんとわかっている」ことをインタビューで確認しないといけないのです。でも，それは大変ですよね。自分のことも周りの状況も正しくつかんでいるかを全部聞き出していたら，いくら時間があっても足りないです。つまり，臨床ではスピーディに反応できるかどうか，覚醒レベルを意識の評価の代わりにしています。取りあえず声をかけたり刺激を与えたりして，スピーディに反応することができていれば，「この人は大体わかっているだろう」と判断をして「意識は清明」とみなしています。ただ，そのときには本当は内容まで問わないといけないのですが，そこまではみていません。そのなかで周囲の状況がうまく

つかめていない，すなわち意識が曇っている（注意が続かないこと）場合が出てきます。多くの場合で反応がスピーディではなく，ボーッとしている，応答もワンテンポ遅い（これが覚醒レベルも落ちているということ），それが注意の障害になります。

》意識障害を早期につかむ

どうしてもせん妄というのは「暴れる」とか「大声をあげる」といった行動が目につきがちですが，一番大事なのは「周りの状況がうまくつかめていない」，すなわち意識障害がある点です。要するに，脳が活動する基盤，例えれば電源にあたるところが危ういのです。本人がボヤーっとしているので，あまり深刻な状況じゃないようにみえてしまいますが，これは身体機能の低下の始まりです。ですので，この時点で早期に対応することが，その後の身体疾患の重篤化を防ぐ大事な介入ポイントになっているというのは，押さえておいてほしいと思います。

以前は入院中にせん妄が起こると，「これはストレスだから自宅に帰れば治ります」といった説明をしてそのまま強制退院になった例がありました。そのような例のなかで，その後，敗血症性ショックになって再入院になった，というケースがあります。早い段階で体の問題に気付くことが非常に重要な分岐点だというのは，このせん妄をみるときに認識してほしい点です。

》外見でとらえる

入院して1週間ぐらい経過してからせん妄を発症する患者もいます。

例えば，入院した当初は身なりがきちんとしていたおばあちゃんが，1週間たってくると，だんだん服がはだけたままでいるとか，鼻をかんだティッシュが頭の周りに散らかるようになり，「なんだかこのおばあちゃん，入院して薄汚くなったよね」といったことを言われてしまいます。この変化（服がはだける，ティッシュが散乱する）というのもせん妄の現れ方です（図1）。注意が続かなくて物事に集中できないため，基本的な身の回りの用事もこなせなくなっている（セルフケアの能力が低下している）ことを示す大事なサインになります。

せん妄というと，会話のやりとりがうまくいかないイメージがあるのですが，先ほどの例のように身の回りの整理ができなくなったり，服装が乱れたりといった外見の変化にも出てきます。特に身の回りのことができるかどうかは退院後に支援を入れたほうがよいかを見極める大事なポイントになってきます。ぜひ話し言葉と併せて，一緒に記録に残していただくとよいかと思います。

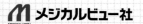

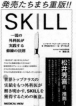
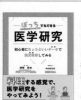

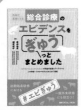

【エビぎゅう】──それは知識の整理にもアップデートにも役立つ1冊!

外来で武器になる
総合診療のエビデンスを
ぎゅうっとまとめました

127のクリニカルクエスチョンで知識の整理とアップデート! 薬の特徴・フォローのコツもまとめて理解

● 編集 西﨑 祐史 鋪野 紀好

定価 4,620円(税込) ISBN978-4-7583-2236-2
A5判・404頁・2色刷

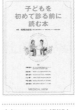

初期研修前に知っておきたいこと,研修中に困ったときに知りたいこと,この1冊でまるっと教えます!

子どもを
初めて診る前に
読む本

● 編集 利根川 尚也

定価 3,960円(税込) ISBN978-4-7583-1310-0
A5判・240頁・2色刷・イラスト50点

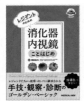

研修中に必要なポイントを厳選,1冊目で差がつく実践バイブル!

レジデントのための
消化器内視鏡ことはじめ

上部・下部消化管・胆道系内視鏡
All in One

手技・観察・診断のゴールデン・ベーシック

● 編集 浦岡 俊夫

Web動画 配信中!

定価 6,820円(税込) ISBN978-4-7583-1549-4
B5変型判・336頁・オールカラー・イラスト60点,写真600点

おもしろい耳鼻咽喉科の世界へようこそ──日常診療で役立つ「みみ・はな・のど」の"チョイ足し"Tipsを痛快解説!

日常臨床に役立つ
"チョイ足し"耳鼻咽喉科
診療エッセンス

● 著者 渡邊 毅

Web動画 配信中!

定価 4,620円(税込) ISBN978-4-7583-0862-5
A5判・224頁・オールカラー・イラスト40点,写真135点

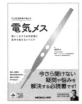

電気メスを使いこなすための原理やメカニズムをコンパクトかつ丁寧に解説!

FUSE資格者が教える
電気メス

使いこなすための原理と
意外と知らないリスク

今さら聞けない疑問や悩みを解決する必読書です!

使い方がわかる動画付

● 著者 渡邊 祐介

Web動画 配信中!

定価 3,520円(税込) ISBN978-4-7583-0468-9
A5判・168頁・オールカラー・イラスト110点,写真36点

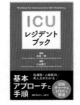

指導医・上級医の考え方がわかる! ICUの基本アプローチと手順の実践書! 評価,検査,処置,画像,薬剤,管理,これ一冊。

ICUレジデントブック

● 監修 布宮 伸
● 編集 小山 寛介

定価 5,720円(税込) ISBN978-4-7583-1309-4
B6変型判・592頁・2色刷(一部カラー)・イラスト100点,写真100点

医師として多様なキャリアが可能な時代! 後悔しないために知っておきたい選択肢

22世紀の医師のリアル

時代を先取る医師に聞く,
これからの時代のキャリアの築き方

● 編集 西﨑 祐史 志水 太郎
　　　 上原 由紀

定価 3,300円(税込) ISBN978-4-7583-1786-3
B5判・196頁・オールカラー・写真50点

"正解"はありません。だけど答えは必要です。あなたならどうしますか?

ものがたりで考える
医師のための
リベラルアーツ

感情に触れる医師が働き方改革時代に身につけたい倫理観

● 著者 湯浅 正太

定価 2,420円(税込) ISBN978-4-7583-1308-7
A5変型判・176頁・2色刷

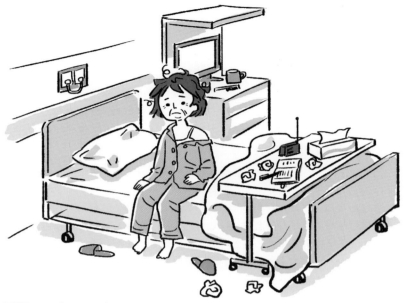

図1 せん妄の現れ方

》行動・話し方でとらえる

　行動も，いろいろと大事な評価のポイントになります。特にせん妄を一番鋭敏にとらえられるものは，会話をしているときの様子や話の内容といわれています。

　通常，健常な人は会話をするときに，アイコンタクトを少し取りながら，ときどきチラチラと相手と目線を合わせながら会話をします。しかし，せん妄の患者は注意が続かなくなりますので，天井などあらぬ方向を見てしゃべるとか，アイコンタクトができなくなる，という形で現れてきます。注意というのは視線に反映されるのですね。しっかりと注意が向けられるかどうかの評価として，アイコンタクトは，せん妄かどうかをとらえる臨床上の大事なサインです。

　同じく話し方も大事です。せん妄では情報処理の速度が低下します。そのため，普通だったらすぐ戻ってくる応答がワンテンポ遅いとか，時間によって変わるといったところをとらえてもらうと，せん妄なのかどうかを判断する際に役立ちます。当然，話の内容にも反映されます。例えばまとまりがないとか，つじつまが合わないという感覚も大事です。特に注意の障害をとらえるポイントとして，ぜひ会話は強く意識していただきたい点です。

≫ せん妄によって起こるそのほかの症状とまとめ

　せん妄は，精神症状の階層構造でいえば，一番根元を揺らしています。脳の電源がついたり消えたりしますので，その上に乗っかっているものすべてがうまく動かなくて，さまざまな症状を呈してきます。

　まず，意識の上に乗っかっている気分も揺れるので，怒るとか，泣くといったさまざまな情動の反応が出ます。次に幻視，妄想などの知覚の障害も出ます。結果として環境にうまく適応できなくなります。ルートを抜くとか，転ぶといったさまざまな生活上の支障が出てきます。

　このように，親亀がこけると，子亀がすべてこけますので，さまざまな症状が出現します。上に乗っているものほど目の前で展開するので，どうしても現場にいる人はそちらに目が行きがちです。しかし，大事なのは震源がどこか，すなわち，大元として注意しなければいけない点，治さなければいけない点はどこかという点です。せん妄の場合，それが意識の障害であって，注意の障害です。つじつまが合わない，まとまりのなさが観察されれば，まずせん妄を疑い，併せて確実にせん妄に伴う症状である睡眠覚醒リズムの乱れ，昼夜の逆転がないかをみます。

　せん妄時は興奮していたりしますので，どうしてもまずは鎮めないとという意識が向きがちだなと思います。話しながら，とりあえず患者に落ち着いてほしいと思ってしまいます。下手に話すと火に油を注ぐようなこともあるので……。

　そうですね。対応に必死で，とりあえず話に必死についていって，「まずは鎮まってほしい」と考えるのもごもっともです。

　そのような状態で，アセスメントにつながるような情報をどうやって取るのでしょうか？

　臨床現場では，"とりあえずここだけみればよい"というポイントを押さえられれば十分だと思います。典型的なサインを表1にまとめます。

表1 注意の障害，意識障害を疑う典型的なサイン

会話中の行動
・アイコンタクトが取れない（あらぬ方向を見ながら話している）
・声掛けをしたあとの応答がワンテンポ遅れる

会話の内容
・話にまとまりがない。グルグル回る。なかなか要点にたどり着かない
・話しているうちにまったく別の話題にすり替わっていく
・あれこれと音に引きづられて言い間違え，その言い間違いに本人が気づかない（※粗大な注意の障害の場合に起こる）

≫ そのほかの検査

 認知機能の検査についてはどうですか？

 確かに，教科書のせん妄の項目を読むと認知機能検査について書いてあったりしますね。注意が続かなければ指示が入らないので，認知機能検査の点数も落ちます。つまり，副次的なものですので，認知症かどうかの判断には役に立ちません。ほかにも注意の障害といえば……，例えばシリアル7はわかりますか。

 100から7を順に引いてもらって，その数を聞いていくっていう検査ですよね。確か注意の機能が働いているかどうかを調べるために使われています。

 そのとおりです。シリアル7はMMSE（Mini-Mental State Examination）の1項目で，注意の障害をみる検査としてよく挙がります。ただし，注意したいのは，単回の正答率だけを参考にしないということです。

≫ シリアル7の実際

　臨床で70歳ぐらいの方にシリアル7をしてもらうと，大体2人に1人は完答できません。重要なのは，繰り返して実施すると，注意の障害の変動をとらえることができるという点です。例えば，元から2回ぐらい失敗する人が3回，4回の失敗とひどくなっていく，そして治療によって回復していくといった変動をとらえることができます。逆に，「1回試してみてシリアル7に失敗しました。従ってこの人には注意の障害があります」とは言えないのです。かなり有名な認知機能検査なので，鋭敏にとらえられるのではないかと思われているのですが，臨床

における皆さんの会話に勝るものはないのが現状です。言い換えれば，なんらかの記録に残す，評価をする必要があるときには使いますが，臨床で微細なせん妄をとらえるときには，そこまで有効ではありません。そうした限界点を押さえながら使う必要があります。

Point ▶ シリアル7の正答率は思いのほか低い。

見当識障害というのもよく出てきます。それが何をみているのかという点はいかがでしょうか？

見当識は，自分がどこにいるのかをつかんでいるか，ということですよね。認知機能の何をみているのか，どうなんだろう……。

見当識障害という言葉があるので，見当識は見当識として単独で扱われ，他の認知機能とのつながりがみえにくいですね。大きくは，見当識の確認は近時記憶の確認だといわれています。

近時記憶ですか？

要するに，自分の立ち位置を記憶して，認識にフィードバックできているかどうかをみていると考えてください。よくせん妄のときに，「今どこですか？」とか「今何時ですか？」などと聞きます。これは注意の障害そのものはとらえないということです。つまり，注意の障害が揺れて，見当識がつかなくなっているかどうかをとらえるときには大事なのですが，注意の障害そのものの評価にはならないのです（図2）。

意識の障害にもかかるけれど，見当識の確認がせん妄の評価に代用できるわけではないということですね。

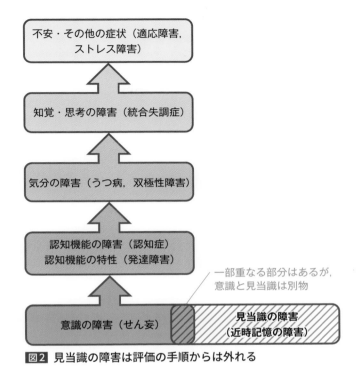

図2 見当識の障害は評価の手順からは外れる

≫ せん妄を厳密に評価する

 最後にせん妄を厳密に評価するにはどうするかを確認しておきましょう。
どのような方法かわかりますか？

 脳波ですか？

 そうです。脳波検査が意識障害を直接とらえることのできる唯一の検査
です。しかし，ご存じのように脳波は取るのが大変ですよね。シールド
ルームに連れて行かなければいけないし，安静を保たないと筋電図が乗っ
てしまう。あれこれ指示が入らないせん妄の患者には，実施するのが難
しい面があります。その点で，教科書的には有名ですが，実際に行う場
面は限られます。

2 気分の症状評価（うつ病）

続けて今度は親亀から1つ目の子亀に移って，気分（感情）の障害についてみていきます。疾患でいうといわゆるうつ病が大きく出てきます。

≫ 気分と感情は違う？

 気分の障害というと，せん妄より身近な症状のように思います。

 そうですね，気分といえば，普段の生活でも使われる言葉ですからね。日常生活において使われる言葉としては，気分や感情といったところでしょうか。

まず，気分と感情という言葉の整理をしましょう。どちらもほぼ同義のように思われますが，精神医学では明確に分けて使うことが多いです。
気分というのは本人の主観的なとらえ方，言い換えれば，「自分でどうとらえているか」というときに使います。
一方，感情というのは客観的にどうみえるかという意味で使います。言い換えれば，「この人は気分がよさそう・悪そう」とか，外（一般には医療者）からみてどのようにみえているのか，どのように評価するのか，という観点で使い分けます。

 そのように使い分けるのですね。確かに，本人がどう思っているかはわからないのはそうだと思いますが，それほど両者で意味が変わる場面ってありますか？

 臨床では結構ズレがあるのです。

うつ病が軽快してきたときのシチュエーションで考えてみましょう。うつ病で症状がそこそこ重いケースがあります。不眠があって食欲もない，日中もだるさが続いて身体はまったく動きません。当然意欲もないし，何かしようにも集中できない。そこに抗うつ薬を処方します。2週間，3週間と治療を続けて行くうちに徐々に効果が出てきます。不眠が改善し，日中も少し日課ができるようになっ

てくると，医療者としては「効いてきた」，「よくなってきた」と治療の効果を実感するのですが，患者は「全然変わらない」といいます。客観的には"感情"に動きが出てきたようにみえていても，患者自身は"気分"としてまったく変化を自覚しないということがよくあります。

なるほど，そういう違いですね。"気持ち"は本人にしかわからないから，周りからみてわかるのかな？と思っていました。

確かに，精神症状や気分というものは，外からはわからない，本人の主観的な体験に属するところが大きいです。そのなかで，少しでも外からわかるものを評価して，客観的な視点を担保しようという挑戦がずっと続いてきているのです。

≫ 気分の異常とは？医療的な対応が必要なのはどのようなとき？

皆さんにまず押さえていただきたいのは，気分というものがどんなときに"異常である"ととらえられるのか，そのイメージをもつという点です。気分というと，健常の人でも当然上がったり下がったりすることがありますよね。

例えば，試験に落ちたりすれば落ち込むのが普通ですよね。それが自然だと思います。一体どこに医療的な介入が必要な要素があるのか……。逆に，試験に落ちてもニコニコしているほうがよほどおかしいです。

よい視点が出てきましたね。まず，気分や感情の異常という点でいけば，"このような状況であればこうなるのが通常である"という1つの目安があります。そこからズレているか，というのが大事な視点です。では，そのズレはどのようにとらえますか？

ズレのとらえ方ですか。なんだろう……ズレの大きさとか？

そうです。どのくらいズレているのか，その度合いをなんらかの尺度でとらえることが必要となります。例えば，"落ち込む"ということで考えれば，落ち込み具合の大きさ，すなわち"程度の違い"という問題があります。落ち込み自体が大きくなることで，"質の違い"に及ぶ場合もあるでしょう。あるいは，ズレが生じる期間，つまり"長すぎる"場合も問題になりますよ

ね（図1）。

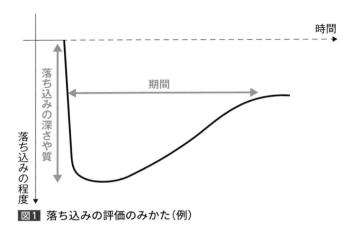

図1 落ち込みの評価のみかた（例）

 なるほど，気分をこのようにとらえるとわかりやすいですね。

 このように，どんなときに異常ととらえるのか。大きく分けると振れ幅と期間というのが評価するポイントになります。

> **Point** 気分の問題は質（落ち込みの程度）と量（時間）でとらえる。

》期間の評価尺度

 先に期間からみていきます。まずはおおよその理解で結構です。普段，私たちは失敗したり怒られたり，嫌なことがあれば確かに落ち込みます。けれども，ずっと落ち込み続けるというのは，ほとんどないのです。

 そうですか？ あまり考えたことがありませんでした。

 そうですよね。例えばどのくらいの日数落ちこむのか，そんな嫌なカウントはしません。著しく落ち込んでしんどいということはあっても，大抵は1週間から10日もすれば，それなりに戻ってきます。

 がんの告知を受けたときもですか？

 そうです。例えば，その後の生活を一転させるがんの告知の場面があり

ます。「頭の中が真っ白になる」,「自分の周りにビニールの膜が張られたようになる」,「まるでテレビの画面をみているようで,自分がいわれているという実感がまったくない」と表現されるような強い衝撃を受け,その後に大きな落ち込みが生じます。眠れなくなったり,食欲がなくなったり,先のことが考えられなくなったりしますが,多くの場合は1週間から2週間くらいで症状のピークは過ぎます。

 なるほど。

 このように,私たちはレジリエンス(resilience)とよばれる衝撃に対する抵抗力をもっています。衝撃を受けると一時は大きく振れますが,その後戻ってくる力があるのです。

　例えば,告知の後の患者のストレス反応をフォローするときには,大体2週間ぐらいで戻るというのを,1つの見通しとしてもっています。経過を注意深く追うときには,その範囲内で収まってくるかどうかを目安にします。単に様子を見守るだけではなく,本人がもつ自身の抵抗力を最大限に活用し,2週間くらいで戻るよう,助言や工夫をします。そうしたサポートの提供が,告知後に受けるストレス反応への支援の主体になります。

 そのような目安を念頭に置いて告知後のフォローについて考えていくのですね。

 まとめると,患者の感情を評価するときには,まず落ち込みがどれくらい続いているのかを聞き,2週間を超えて続いている場合には「長めかな?」という時間軸でとらえてください。

> **Point** ▶ 一般的な気分の障害は,1〜2週間で鎮まるのを目安とする。

≫ 振れ幅の評価尺度

 期間は2週間が目安ということで,振れ幅は具体的にどうみるのですか?

 振れ幅は,日常生活への支障の度合いから判断をしていきます。例えば,先ほど挙げた告知後の反応についてもう一度考えてみましょう。

なにかのきっかけで落ち込むことで食欲が落ちる期間が1日2日あるとして，通常1週間ぐらいすれば，気持ちの波はあるとしてもご飯は食べられるようになります。ただ，1週間経っても落ちこんだまま，食事をますます摂らなくなる，拒否をし続けるとなると，これはある意味"振り切れてしまった"という感じになります。そして，その状態が持続することで体力を落とす心配が出てきます。こうなると，この感情の振れは通常の範囲を超えてきていると判断をして，医学的な介入を考えていくことになります。

　確かに，生活が成り立たなくなるとまずいですよね。

　振れ幅を評価するうえで，生活以外に症状の質自体を考える目線も必要ですので，併せてみていきましょう。

≫ 自殺

　繰り返しになりますが，親亀がこければ子亀もこけます。気分が揺れると，当然気持ちの上に乗っているさまざまな思考，知覚にも影響を与えていきます。臨床で特に意識しなければいけないものに，自殺があります。昨今，医療安全の観点で自殺の問題が院内における重要な課題の1つになっています。自殺と関連する「死にたい」という気持ちや考えは，自殺念慮とよばれるうつ病に伴った思考の障害での典型的なパターンです。例えば，死にたいと言っている入院患者がいて，そのまま様子をみていてよいのかどうか，場合によっては精神科病院に紹介したほうがよい可能性がありますが，ではその判断をどの段階やタイミングでするのかという問題があります。

　自殺は絶対防がないといけない問題ですね。

　さらに，自殺念慮ではないですが，うつ病がひどくなったときに現れる典型的な妄想もあります。これは高齢者をみるうえで注意が必要です。

　え？　うつ病の自殺は有名ですけれど，ほかに妄想もあるのですか？

　先ほども出てきましたが，高齢者で妄想が出たときに，認知症じゃないかと思われて認知症ケアチームに紹介がかかることが比較的多いです。臨床で知っておくと役立つ例をいくつか挙げていきます。

≫ 妄想の例とピットフォール

　例えば救急外来や夜間の受診で多いパターンです。先ほど出たおなかや消化器に関連した不定愁訴というものがあります。

　高齢者というと，おしなべて便秘などにこだわりが強く，不定愁訴が多くて大変というイメージが定着しています。そうすると，高齢者がおなかのことをあれこれ言い始めると，「ああ，よくある不定愁訴だ」といった具合で流しがちになります。しかし，そのなかにうつ病の症状が混じってきたりします。

　先ほども少し出ましたが，「便秘でおなかが張っている」くらいであればよいですが，「便秘でおなかの中が腐ってしまった」とか，少々異質な表現が出てきて「！？」となります。さらに，「それなら下剤で便秘を解消したら消えるのではないか」と考えて下剤を処方します。おなかがすっきりして「これでどうかな」と思ったら，「おなかの中が空っぽになってしまって，私は中身がなくなってしまった」と言い始めます。おなかや消化器に関連した不定愁訴において，この質の違いには注意が必要です。

　コタール症候群で出てきた話ですね。

　「それぞれの病態・疾患で評価を考えてみよう」で少し触れました（p.20）。高齢者に多い，重度のうつ病のときに出てくる妄想の1つです。

　うつ病による妄想で身体のことについても訴えるのですね。

　多くの場合はこのような消化器症状に加えて，「おなかの中が腐った変なにおいが周りにする」とか，あるいは「おなかの中が空っぽになってしまって，私は死ねなくなりました」みたいなことを言ったりします。そうすると，「訳がわからないこと言っている」と思われて，認知症と誤解されてしまうのです。

≫ 無理矢理帰らせると……

　臨床でよくある見逃され方も挙げておきます。

　患者が「下剤によっておなかの中が空っぽになった」と言っても，「もう便秘はなくなりました。大丈夫です」と伝え，無理矢理帰らせてしまいます。あるいは病院の相談室などでも，「そのようなことはありませんから」と患者を説得したりします。そうすると，本人がうつ病に伴う空虚に耐えられなくなり，割腹自殺を図って救急搬送されてくるといったケースもあります。

最終的に自殺につながる可能性があるということですね！ それは怖い……。

 消化器の症状というと不定愁訴として軽く受け流されがちですが，いま紹介してきたような深刻な症例が混ざっています。特に救急外来を担当されるスタッフや相談員は，ピットフォールとして注意してほしいと思います。

　うつおよびうつによる症状は「気持ちの問題だけだろう」と思われがちで，近年は"心の風邪のような軽いもの"というイメージで説明されることも多く，あまり知られていないのが実情ですが，高齢者ではしばしばこのような極端な現れ方をします。特に，一般病院では身体的な訴えとして出てくることに注意が必要なため，ここで挙げました。

　では，次に臨床において自殺をどのようにとらえていくのかをみていきましょう。

≫ 希死念慮

　院内で活動するときに併せて押さえておきたいのが，希死念慮をどうとらえるかという点です。「死にたい」というすべての人が精神科病院へ転院する必要もありませんし，実際にそうするわけにもいきません。つまり，専門医に紹介する必要があるもの，注意しながら経過を追うべきもの，ケアを手厚くして対応するもの，といった区別や見極めが大事です。

≫ 自殺リスクの評価は難しい

　目の前の患者がすぐ自殺しそうかどうかわかるスクリーニング方法があればよいのですが，残念ながら自殺リスクをチェックするようなツールはありません。また，仮にチェックリストのようなものを開発するとしたら，そのような評価以前にきちんと対応すべきという話になるので，実際問題として倫理的に検討しづらい面もあります。JAM自殺リスクアセスメントツールも，臨床経験から確認すべき項目を抽出したツールですが，自殺企図を予測するものではありませんので，注意が必要です。

　自殺は単にうつ気分になるから生じるのではなく，その上にいくつもの要素が重なって発生すると考えられています（図2）。

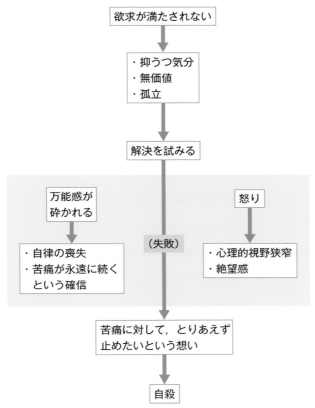

図2 自殺の発生プロセス

　自殺リスクの評価法には，自殺に関連付けたリスクを統計的に処理し重み付けを加えた尺度などもあります。それらの関連する因子を取り出した尺度が作られています。例えば以下のものです。

- Beck's Hopeless Scale（BHS）…絶望感の評価尺度
- The Columbia-Suicide Severity Rating Scale（C-SSRS）…自殺念慮の強さ，重症度，自殺行動の形式，企図の致死性

　これらの尺度は，自殺企図の有無の回数，精神医学的問題，外傷体験などを評価します。

リスク因子は，客観的に評価しやすいのは事実です。しかし，一度リスクが高くなると（例えば，一度自殺企図があると）下がらないという問題が生じます。臨床では，差し迫った自殺企図リスクを評価したいというニーズが強いのですが，一方，希死念慮は隠されることも多く，発言の有無だけで決めるのは困難です。これらの尺度は詰まるところ陽性適中率を上げることはできず，結果として，医療資源を集中的に向けることはできません。NICE（National Institute for Health and Care Excellence，国立医療技術評価機構）のガイドラインでは，自殺のリスク評価ツールを自殺関連行動の予測に使うことを禁止しています。

　臨床ではチェックリストのようなツールがほしくなりますが，万が一そのツールを基にした判断が間違っていたら取り返しがつかない，といったことでしょうか。

　そうなんです。何気なく普段の感覚で使えるチェックリストのようなものに頼りたくなるかもしれませんが，そのような簡易評価には常に感度の問題があります。先に挙げたリスク因子による評価が禁止されていることが示すように，自殺のように決して漏らしてはいけないものの拾い上げは，「簡便に」というわけにはいかないのです。では，どうしたらよいでしょうか？

　自殺しそうなリスクを会話などから丁寧に拾うといったことでしょうか？

　そのとおりです。まず自殺につながるリスクがあるという点を押さえておき，そういうリスクのある人には希死念慮をもっているかどうかを積極的に聞き出していくことになります。

》希死念慮についてどう聞き出す？

　聞き出していくときに大事なのが，患者が「死にたい」と言ったとき，どの程度「死にたい」という思いが強いのか，切迫しているのかの確認です。「死にたい」という言葉も，その真意にはかなりの幅があります。例えば，「すぐ世を去ってしまいたい」，「人生を終わらせてしまいたい」と思っていることもあれば，むしろ「つらい」，「逃げたい」といった気持ちを表していて，「死ぬ」，「いなくなる」ことについてはほとんど想起していない場合もあります。「死にたい」という思いが切迫していればいるほど視野狭窄に陥っていることが多く，具体的に「こうやって終わらせよう」と，より明確に考える傾向があります。それを具体的に聞いて

いきます。「とりあえず終わりにしたいな」といった程度で思っているのか，「そうは思っているけれどもなかなか死ねない」という程度なのかを確認します。しかし，具体的にひもをかけて首をつろうとした，あるいは，実際に首をつる道具を買ってきたとなると，かなり実行性が高くなってきたとみなせます。そのときは専門医にすぐ相談することが重要です。

 具体的に尋ねることが大事なんですね。ただ……死にたいかどうかを何度も聞くと，そのことが最後のひと押しになってしまわないか心配です。

 確かに，死ぬ話をすると本人に気づかせて自殺させてしまうのではないかと心配になりますね。この点については，自殺の話を持ち出すことで患者の自殺を促すことはないということが確認されていますので，安心してください。自殺について尋ねても，希死念慮は強くなりません[1]。救急外来で希死念慮をスクリーニングしても再企図の上昇はなく[2]，かえって再企図のリスクを下げます[3]。自殺についてオープンにすることで，ほかの方法を考え直すきっかけとなり，自殺を予防すると言えます[1, 4]。

 そうなんだ。よかった。

 むしろ，自殺の話をすることで，このような相談を病院でしても大丈夫ですと本人に伝えることができます。このやりとりは本人の安心や信頼関係の構築につながります。是非おびえることなく確認してください。

 病院で治療がつらいとは言いづらいですからね。

 自殺のリスクとなりうるものを表1で確認しておきましょう。これはかなり広い範囲のリスクをとらえるという意味で挙げておきました。うつ病の人はすぐ自殺しそうと思われがちですが，うつ病だけでは自殺の因子としては強くないことも確認されています。

表1 自殺のリスクとなりうるもの

・自傷に関する慣れ（自傷体験，自殺企図歴，身体的虐待，恐怖心の低下）
・所属感の減弱・孤立（離婚，ひきこもり，DV，家族間の葛藤）
・負担を与えている感覚（自責感，自尊心の低さ，代替可能と思われること，職業）

 え！？うつ病だから死にたくなるのではないのですか？

心理的な見当ではうつ状態・うつ病とみられがちですが，実際のところ自殺の原因と交絡因子は複数あり，うつ病が原因であると明らかになったケースは多くないということです。そもそも，自殺のイベントというのはかなり頻度が少ないので，うつ病だけではいわゆる偽陽性が多過ぎるのです。要するに，問題としてうつ病はなくはないのですが，関連が強くないので，うつ病だけに注目するとハイリスクを拾い上げ過ぎて現実的な対応につながらないというハードルがあります。

そうか。ハイリスクを挙げればあげるほどフォローしなければならない手間がかかるのですね。

そのとおりです。リスクがわかるほどよいとはいかなくて，臨床ではマンパワーの限界があります。ですので，リスクとしてこれだけは注意すべきという3つのポイントを挙げておきます。

≫ 自殺ハイリスクとして注意すべき 3 つのポイント

≫ ①過去に自殺企図歴がある

　まず最も注意が必要なのは，過去に自殺企図歴がある人です。こういう人はやはり一度あることは二度あるという点で注意が必要です。自分を傷つけることへのハードルが下がっている点でリスクになります。例えば，怪我をする写真を見たり，自分の体が傷つく場面を想像することは恐怖を伴うと思います。言い換えれば，通常は体を傷つけることにはハードルがあるのです。しかし，自傷体験や外傷体験があると，そのハードルは下がると言われています。

≫ ②アルコールの乱用，多飲歴がある

　2つ目によく問題になるのは，アルコールの乱用，多飲歴のある人です。単に楽しみで晩酌を続けているということであればまったく心配ないですが，いわゆるやけ酒など，なんらかのつらいことがあった場合に酒を飲んで紛らわし，結果として飲酒量が増えているときには注意してみる必要があります。例えば，高齢者で奥さんを病気で亡くし，その後にやさぐれてアルコール漬けになった人などです。

あ〜，いますね，遺族の方で。仕方がないと思っていました。

ポイントはお酒を飲むことではなく，お酒以外に本人の適応をよくする
コーピングの手段をもってないという点です。つまり，本人がいろいろ気
晴らしをしたり，あるいは助けを求めたりという行動を取れないことを示
すサインなのです。本人が工夫をしたり，対処行動が取れないという点
を意識して拾い上げるために挙げました。また，飲酒行動により周囲か
ら孤立してしまうこともあります。

③痛みのコントロールが悪い

　3つ目に注意するものは，痛みのコントロールが悪い場合です。これは特に急
性期の病院で注意が必要です。痛みが持続するとか，痛みのコントロールができ
ていないということは，直近の自殺につながるリスク因子として知られています。
痛みには注意してください。

　こちらに評価から1年以内，比較的早期に自殺につながるリスク因子を挙げ
ておきました（表2）。これは主に精神症状の点から挙げています。確認してほ
しい点は，現状でのアルコール乱用という点，そして体の疾患の点，パニック発
作も自殺のリスクにつながるという点です。

表2 早期の自殺リスク因子

・コントロールできていない痛み
・不眠
・希死念慮
・万能感を喪失した状態
・自律の喪失

日本における自殺の構造変化と対応

 最後に，公衆衛生の観点になりますが，高齢者は自殺の頻度がもともと
高い一群として注意をしてほしいと思います。この辺りの話はどこかで聞
きましたか？

 自殺対策が必要とは聞きますが，具体的にはわかりません。

 あまり実際の動向は確認されないことも多いですよね。日本における自
殺はここ30年ぐらいで随分構造が変わってきたので，その実態を踏まえ
た対応について少し説明します。

かつて，日本の自殺は2つ山があるといわれてきました。1つは40〜50代ぐらい，もう1つは70〜80代で高齢者でした。それが，この30年ぐらいで変わり，中年の山が消えて，すべて高齢者の山にまとまっています（図3）。つまり，年齢

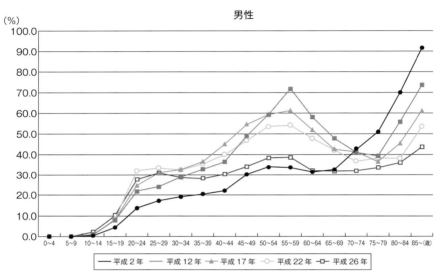

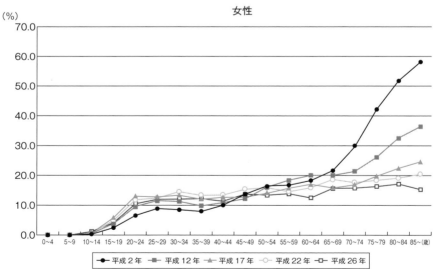

厚労省：総務省「人口推計」及び厚労省「人口動態推計」厚労省自殺対策推進室作成　平成30年版自殺対策白書
https://www.mhlw.go.jp/stf/seisakunitsuite/bunya/hukushi_kaigo/seikatsuhogo/jisatsu/jisatsuhakusyo2018.
html（2023年9月閲覧）より転載

図3 自殺率の変化（男女別）

が上がれば上がるほど自殺率が上がっていくのが近年の傾向です。一方で，高齢者の山も近年は低くなり，なだらかに上がるくらいになっています。その点で，高齢者で身体疾患をもっている人は一番のハイリスクです。

　特に病院内での自殺対策を考えるときに大切なのが，院内自殺の半分はがん患者だという点です。特にがんの告知や大事な療養場所の選定の話をする際は，かなりの注意が必要です。がんの告知後は 1 カ月以内が特に高く，一般的な自殺率の 4 倍程度です。その後 1 〜 2 年の経過のなかで次第に下がっていきます。

　高齢者のなかには，うつ病の背景として軽度認知機能障害をもつ人も多くいます。言い換えると，認知機能が低下してくるとどうしても対処能力が落ちがちです。そうすると，衝動的に自殺行動を取る人が増えてくると推測されます。認知症や軽度認知機能障害の人には特に注意して心理的なケアにあたるよう意識してほしいと思います。

文献

1) WHO: Preventing suicide A global imperative. 2014 年 8 月.
   https://www.who.int/publications/i/item/9789241564779（2023 年 12 月閲覧）
2) Miller IW, et al: Suicide Prevention in an Emergency Department Population: The ED-SAFE Study.
   JAMA Psychiatry. 2017; 74: 563-570.
3) Kapur N, Cooper J, O'Connor RC, et al: Non-suicidal self-injury v. attempted suicide: new diagnosis or
   false dichotomy? Br J Psychiatry. 2013; 202: 326-328.
4) Taylor AK, Steeg S, Quinlivan L, et al: Accuracy of individual and combined risk-scale items in the
   prediction of repetition of self-harm: multicentre prospective cohort study. BJPsych Open. 2020; 7: e2.

3　知覚・思考障害の評価

　気分・感情の問題を解説しましたので，続けて2つ目の子亀に移り，知覚・思考の障害に入っていきます。一般・急性期の病院では，せん妄や気分の問題ほど目にする機会がありませんが，高齢者を中心に遭遇しうる場面をもとにしながら確認していきましょう。

≫ 思考の障害とは？

意識障害や気分の問題は，身体的な要因が多く絡みましたよね。明らかに"生物学的"というか，医学的におかしいと言える感覚があるので納得できました。でも，思考の障害というと，わかるようなわからないような……。

確かに，思考というと，人間ならではの問題とも言ってよいかもしれませんね。

思考の障害というのは，脳の機能異常という面からはあってもおかしくないなと思います。けれども，その異常は動物実験で確認することはできませんよね。マウスは妄想を訴えるかとか。

そのとおり。思考の障害をどうとらえるかは，ヒトでしか確認できない話です。近年でこそfunctional MRIを使った機能画像から思考障害をとらえる試みがなされていますが，それまでは，患者のインタビューや観察からとらえることが中心でした。一部では覚醒剤精神病のモデル動物を使った実験がありましたが，それがアプローチの大半を占めて，ほかの方法を展開することは困難でした。生物学的なアプローチは実施に当たっては難しい面が多く，今日の機能画像でもまだ病態の本の一部をなぞっているに過ぎないという限界がありますが，一方で解釈を含め，まだまだ未知の領域が大きいという期待もあります。そのなかでの今の評価の立ち位置を一緒にみていければと思います。

知覚・思考障害を評価する

 はじめに，知覚や思考を観察したり評価したりするうえでの特徴を確認しましょうか。先ほど，すでに挙げていただきましたが。

 知覚や思考は目に見える形でとらえることができない，ということですよね。

 そのとおりです。思考は脳の中の活動そのものです。"様子から推測できるもの"もありますが，多くの場合は何を考えているか本人に尋ねて，答えてもらわないとわかりません。

 そこが難しいなぁ。

 そうですよね。将来的にデジタル化が進んで，脳波やfunctional MRIの精度が格段に上がり，機能画像をみれば何を考えているのかがわかるようになればきっと面白いでしょうが，現状ではそこまではわかりません。つまり，今のところ「尋ねないとわからない」，言い換えれば尋ね方を知らないと探ることもできないということになります。

> **Point** 思考の内容は聞き出せないとつかめない。

 そうか，本人に身体症状を確認するみたいに，「どうですか？」と聞いても出てこないか……。

 厳密に言えば，病識といって，本人が通常の状態と比べて，違和感を覚えているかどうかによって変わってきます。一般的に，急性期の状態では，本人は混乱の最中にあるので，認識することは難しいのです。しかし，落ち着いている状態や，ある程度安定している状態であれば，「何か違う」という違和感を覚えていることも多くあります。例えば，統合失調症に罹患して数十年になる患者だと，たとえ幻聴があったとしても，それを通常の知覚や認識とは切り離してとらえることができる人もいます。「ああ，また幻聴さんが話しかけてきたよ」といった具合にです。

 へぇ～，不思議です。

一般的には本人が健常な周囲の人の知覚と自分が違うかどうかはわかりません。従って，不安や抑うつのように，違和感を尋ねても出てこないのが通常です。言い換えれば，「妄想はありますか」と本人に尋ねても答えが返ってこないのです。

それはそうですよね。どうすればよいですか？

本人の認識を確認するには，本人の体験を丁寧に聞き出していくことに尽きます。相手の立場に身を置いて，患者がどのような体験をして，どのように感じ，どのように考え，どのように行動しているのかを想像します。そして，追いにくい，わかりにくいと思う点が出てきたら，詳しく確認します。

自分だったらどう思うのか，という視点で確認するのですか？

そうです。なかなか緻密な作業が必要になります。人の体験することというと，ものすごく多くのバリエーションが生じます。とても追っていられないと思うかもしれません。確かに，体験だけを挙げれば切りがありませんが，病的な体験となるとかなり限られてきます。

そうなんですか？ 昔は"精神病"というと，常識にしばられない自由さがあるといわれていたとか聞きましたが。

》疾患としての体験にはパターンがある

確かに，世の中のルールを窮屈に感じた人々が，ルールに縛られないことにあこがれて，精神病＝自由，というイメージを帯びていた時代はありますね。しかし，実際に統合失調症の体験を聞くと，決して"自由でありのまま"ということはありません。やはり，疾患として認識される理由として，そこにはパターンがあり，不自由さがあります。

パターンがあるのですか。想像と違いました。なんだか残念な気もします。

運動もそうですが，自由を保つということはエネルギーを必要とすることなのでしょうね。実際に，患者に本人の体験について尋ねる代表的な質問をいくつかみてみましょう。

- いつも気になってしまい，どうにもならないことがありますか？（強迫観念）
- 誰かがあなたを見張っている感じがありますか？（被注察感）
- 世の中が急に変わってしまって怖く感じたりしませんか？（世界没落体験）
- あなたの考えが誰かに操作されていると感じることはありませんか？（させられ体験）
- 自分の意思とは関係なく，次々にいろいろな考えが頭に浮かんでくることはありませんか？（自生思考）

 意外に地味な質問ですね。「世界を変える使命をもった〜」とかないですか？精神病の人のドラマとかでみたような。

 確かに地味かもしれませんね。精神疾患（精神病）というと，昔も今もトップに立つのは統合失調症です。しかし，その病像はずいぶんと変わりました。かつての教科書には，“統合失調症では「自分は特別な使命を与えられた」，「自分はキリストの生まれ変わりだ」など，特殊な使命や特別な血統をもつといった妄想がある”と書かれていました。しかし，近年ではそこまで強くはっきりとした妄想をもつ患者はほとんど見かけなくなりました。

 なぜなんでしょうか。

 理由はいろいろと考えられますが，はっきりとはわかっていません。メンタルヘルスへの認識が高まって統合失調症が早期に発見されるようになったこともありますし，世の中の縛りが少なくなったからだ，という推測もあります。あとは，インターネットが普及したことにより情報にアクセスしやすくなったためとか，昔の非常識が今では常識になったという考え方もあるかもしれません。かつては，周囲からずっと監視されるということはそうやすやすとできるものではなく，その理由をつけるために，「FBIが……」といったとんでもない理由を出さないといけなかったのでしょう。近年では，Webにつながったカメラを使えば，個人でも継続的な監視ができるようになったので，わざわざFBIをもち出さなくてもよくなったのかもしれません。

≫ 統合失調症の症状

知覚や思考の障害の代表は統合失調症であることをお話ししました。この領域は，統合失調症の病理を中心に展開していることから，症状の解説もこの統合失調症を中心に，統合失調症とその他の疾患とに分けて確認するとわかりやすいです（表1）。

表1 統合失調症とその他の疾患における各症状と違い

		統合失調症	統合失調症以外の疾患（せん妄や老年期精神病，認知症に伴う幻覚・妄想，パラノイアなど）
幻覚		対話性の幻聴（複数の人が自分の行動を観察・解説する）	せん妄：幻視 老年期精神病では，幻聴が出たとしても短い音や短い人の声（ワンフレーズくらい）が多く，あれこれやりとりしたり批判するような声は少ない パラノイアでは幻覚は伴わない
妄想	出現	直接のきっかけは見当たらないことが多い	なんらかの生活史上のできごとに絡んで生じる（高齢者では近所や身の回りのできごとから派生する）
	テーマ	拡散する傾向（治療や支援を受けないと，妄想が展開し広がっていく）	単一のテーマが続く（身の回りの生活のなかで同じエピソードが繰り返される）
	脈絡性	曖昧（因果関係が弱く，治療により思考障害が改善すると，本人も違和感を覚えるので訂正ができるようになる）	ある（因果関係が強い。その分訂正されにくい）
	論理的一貫性	音韻を踏むなど曖昧で一貫性に欠ける傾向がある	意味によるつながりは認められる
	現実生活との関連	弱い	強い
	妄想対象の現れ方	漠然，抽象的	家族や隣人，医療者など個別具体的な形を取る
	現実感覚，疎通性	妄想と関係ないところでも障害	障害は妄想にかかわる領域に留まる
	そのほかの症状	多い	少ない

それでは統合失調症の症状をみていきましょう。

被注察感

　まず，若い人で，統合失調症が重症化しなくなってきたというときに問題となるのが，被注察感です。簡単にいえば，"見張られている感じ" です。この被注察感は，統合失調症の初期の段階（前駆状態ともよばれる）から結構よく出てくるものです。

　統合失調症が好発する年齢のピークは，男性で 10 歳代後半（高校生ぐらい），女性では 20 歳代前半になります。青年期の精神疾患・認知機能障害の代表例です。発症する数年前から，時期でいえばちょうど中学，高校時代に初期症状が出てくることが多いといわれますが，その代表が被注察感です。

　被注察感はどのように体験されるか，例えば，学校への行き帰りの電車のなかで，ほかの人の目線が過度に気になって乗っていられなかったり，視線を遮ろうとして帽子をずっとかぶっていたりします。学校に着いてからも，ほかの人の視線が気になってしまって教室のなかにはとても居られません。では，誰もいない図書室はどうかというと，人が居なくてもずっと見張られてる感じが続き，その緊張感が取れないと言ったりします。視線が気にならない人はいないと思いますが，人がいなくても視線を感じるとなると少し普通ではないなと，そのようにとらえてください。

幻覚と妄想

　知覚障害・思考障害の代表例である幻覚と妄想という症状は，本人の内面における体験なので，インタビューでとらえるしかありません（後述，p95 〜）。このインタビューで確認するプロセスで重要になるのが，本人が違和感をもっているかどうかです。この違和感があるかないかで，本人からの聞き出しやすさがまったく異なります。

レビー小体型認知症と統合失調症における違い

　本人が違和感をもつ（言い換えれば，これは現実としてはおかしいと自覚するということ）代表例はレビー小体型認知症（dementia with Lewy bodies：DLB）です。レビー小体型認知症では，ありありとした幻視が有名です。レビー小体型認知症の幻視は，本人が違和感を感じて訴えますので，聞き出しやすいです。

　例えば，入院中の患者であれば，夕方ぐらいになって，「ベッドの上にウサギが急にぴょんと出てくるんだ。なんでここにウサギがいるんだろう？　不思議です」といった具合に本人が違和感をもつので，話題になりやすいのです。そのた

め，発見が容易です。

　一方，違和感をもちにくい（まったくないわけではないが，ある程度の経過を経ないと出てきにくい）代表例が統合失調症です。特に初期は幻聴などの体験が強烈なので，本人は違和感をもってない，あるいは「おかしい」と思っていたとしても，その体験に圧倒されてしまい，否定することが難しくなります。言わば，「まさしく事実でしかない」ととらえざるをえなくなります。そのような理由で，「妄想はありますか」と聞いても答えてくれないですし，教科書的には「病識がない」，さらには「病識がなく，訂正不可能である」と書かれてしまうのです。

　ただ，先述したように，まったく病識がないわけではないのと，妄想は常に訂正不可能ということはありません。統合失調症の患者でも，疾病教育（病気の理解・対応と再発を予防するための心理教育）を受けるなかで，幻聴などの病的体験を現実とは異なるものと切り離してとらえることができる人も多くいます。このあたりは，人間の思考能力の強さを改めて感じるところです。

　このように，病識がない，本人が幻覚をリアルにとらえていたとしても，本人を理解し，支えるために，本人の立場に自分自身が置かれたと想像し，本人が"どのように考え，どのように感じているのか"を尋ねながら，本人の体験を追いつつ確認していくという姿勢が大切になります。これは，症状評価だけではなく，本人との信頼関係を築き，その後の支援を提供するためにもです。

》 幻覚と妄想は一度に出る？

　もう少し幻覚と妄想について掘り下げてみていきます。

幻覚と妄想はセットでとらえてよいですか？

幻覚と妄想はしばしば並列されるため，幻覚と妄想が一度に出てくるように思われがちです。しかし，一般的には圧倒されるような幻覚の体験が先にあり，その体験を理解して説明する形で妄想が生じてくることが多いようです。ただし，その際に思考障害も混じるとき（例：統合失調症）には，ストーリーが追い切れなかったり，因果関係に飛躍が出てきたりします。本人の理解を丁寧に追って聞き出していただくとよいのではないかと思います。

論理の飛躍ということですか？

 統合失調症を想定してみましょう。若年の患者では，急性期に妄想が体系立てて出てくることがあります。代表例が周りの人にいろいろと仕組まれて嫌がらせを受けているというような妄想です。例えば，先ほどの被注察感から展開していくと，「テレビのアナウンサーが自分のことを説明している」とか，「テレビが自分のことを周りに中継している」，「だから○○が私の秘密を世の中にバラして私を困らせようとしている」といったことを言います。普通に考えれば，そもそも一般人の日常生活をテレビがあえて説明するわけはないのですが，本人はそれを疑いません。

 なるほど。

≫ 老年期精神病における幻覚と妄想

 ほかの精神病圏の疾患も挙げてみましょう。先ほど例の1つとして挙がった老年期精神病はどこかで聞いたことはありますか？

 確か，認知症の鑑別のところで，認知症ではないけれども幻覚や妄想があるとか……。

 そのとおりです。老年期精神病の妄想の1つに"幻の住居人"というものがあります。聞いたことはありますか？

 いえ，初めて聞きました。

 例えば，「家の中に泥棒がいて，自分がテレビを見ていると，後ろで座布団をひっくり返すんです」というような話です。「人の家にわざわざ泥棒が入ってきて，座布団をひっくり返すなんてしませんよ」，「いや，するんだ」といったやりとりを繰り返します。通常のシチュエーションとしては合理的に追えない点が引っかかる例として挙げてみました。

 窃盗なら窃盗の合理性ですね。

幻覚・妄想をどのように診ていくのか，その流れも挙げておきます（図1）。

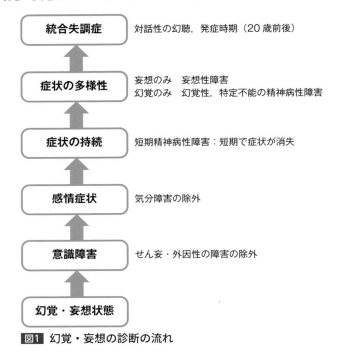

統合失調症　対話性の幻聴，発症時期（20歳前後）

症状の多様性　妄想のみ　妄想性障害
　　　　　　　　幻覚のみ　幻覚性，特定不能の精神病性障害

症状の持続　短期精神病性障害：短期で症状が消失

感情症状　気分障害の除外

意識障害　せん妄・外因性の障害の除外

幻覚・妄想状態

図1 幻覚・妄想の診断の流れ

 図1の流れを見て何か気づきますか？

 あ……精神症状評価の流れ（p.3の図1）と同じですか。

 そのとおりです。すでに何度も出てきている精神症状評価の構造に沿って追っていきます。つまり，幻覚・妄想っぽいからすぐに統合失調症だと判断するのではなく，これもまずはせん妄（意識障害）から1つずつ除外していく点が大事です。

≫ 幻覚と妄想のなかでもパターンや違いがある

　幻覚・妄想という言葉でくくられると，どの疾患においてもみな同じように思われがちですが，各疾患や病態における出現の仕方には，ある程度のパターンがあり，その具体的な内容には大きな違いがあります。

　例えば，せん妄における幻覚でポイントとなるのは幻視です。幻視というと，レビー小体型認知症が有名なので，レビー小体型認知症とせん妄での幻視は区別

がつかないのではないかと思われたりしますが，その中身はまったく違います。レビー小体型認知症の場合は，リアルなありありとした幻視が特徴です。これは，レビー小体型認知症においては，脳の視覚野の機能が落ち，制御が効かなくなることの反映なのかもしれません。一方，せん妄のときの幻視は，意識障害としての影響を受けます。具体的には，光とか影のようなものが多く，要素性幻視といわれます。例えばカーテンがはためくのを見て，「あそこに人がいる（人影が見える）」ととらえたりします。別の表現をすると，漠然とした色・形と錯覚が混じっているといえます。ほかにも，床が蛍光灯の光を反射しているのを見て，「床が一面海になった」ように見えたりもします。あまり明晰な実体を伴って見えるものではないという特徴があります。

　このように，同じ幻視でも，疾患によりその内容が大きく異なるということがわかるので，それぞれの特徴を知ることで，鑑別や判断の目安になります。また，せん妄では幻聴が比較的少ないという点も押さえておきましょう。

 感情に伴うものでは，うつ病に伴う妄想がありましたね。

 確か，借金していると思い込む貧困妄想とかでしょうか？

 そうです。貧困妄想がありましたね。

　逆に統合失調症における幻覚について特徴を1つだけ挙げておくと，一番に対話性の幻聴が挙げられます。幻聴は，存在しない音が聞こえるという体験を指しますが，ただの音ではありません。複数の人が自分の行動を解説する，それが統合失調症の人の幻聴です。例えば，「ご飯食べてるよ」とか，「電車待ってるね」など，自身の行動について逐一解説してきます。それがうるさくてたまらないのです。

　妄想に関しては，統合失調症ではよく妄想が体系化するといわれます。体系化というのは，妄想が1つのエピソードだけに留まらず，また，身近な生活の範囲に留まらずに世の中全体に広がっていく傾向のことをいいます。例えば，先ほど少し挙げた「FBIが自分を監視している」とか，「公安警察が……」になります。一般人をそのような組織が追ったりしませんよと伝えると，「いやそんなことはない。なぜならば先ほども何度か車が通っただろう。最初の車と後の車（ナンバープレート）はすべて下1桁が6番だ。だからこれは関係しているのだ」といった会話内容になったりします。

　一方で，老年期精神病はというと，さっきの，同じ家の中にもう一人別人が住

んでいる妄想（幻の同居人）といったような，身近な話，具体的な話が多いです。内容も泥棒が座布団をひっくり返すといった，周囲からみると他愛のないものが多いです。まるで世の中全体が自分を襲ってくるような大掛かりな妄想は少ないです。

妄想にも規模や範囲に違いがあるのですね。なぜそんな違いがあるのですか？

詳しくはわかっていません。高齢者の場合は，若い人と比べて脳の構造も固まっていて，障害が出ても一部に留まるのだ，という仮説もあれば，本人の世界，つまり関心の範囲が身近なところに留まっているからだという心理的な説明もあります。

4　不安の鑑別

知覚・思考障害の次は，評価の最後にあたる「不安」についてみていきます。

》不安とは？

 いよいよ最後まできたんですね！

 鑑別の一番上ですね。評価の構造で最上部に「不安」があることについてはどんな印象ですか？

 不思議な気がします。「不安」はよく見かける症状ですよね。よく出てくるからむしろ最初に評価をしていくと思っていました。

 確かに精神症状のなかでも「不安」はもっともよくみかける症状です。日常用語でも「不安」はありますね。

 それぐらい当たり前に出てくる「不安」の評価が最後に回されるのですか？最も多いので最初に評価できれば楽なんですが……。

 効率を考えて評価の流れを組むとすれば，まず一番多く遭遇する症状から評価できれば楽ですね。それなのにどうして「不安」を評価するのが後回しになるのか。それは，「不安」の意味するものを知るとみえてきます。

》不安の定義と正体

 まず，不安とは何でしょうか？ 何と聞かれても答えにくいでしょうから，質問を変えて……不安はどのようなときに出てくるか，でもいいです。どうですか？

 何かにおびえたり，恐怖を感じたりしているときに出てくる感情ですかね。

 そのとおり。不安は，なんらかの恐怖を感じる場面で出てくる感情です。まず「不安」の定義を確認しましょう。「不安」とは，「対象がない，漠然とし

た恐怖，おびえ」です。これは，言い換えれば，将来を予想して，何かが起こるのではないかと「身構える」ということです。「何かよからぬことが起こるぞ」というアラート，警戒信号ということです。

 そうか。なにか危険を感じているということですね。

 そして，この警戒信号ということとも関係しますが，「不安」はほかの精神症状と異なる点があります。何か気づきますか？

 ほかの精神症状と違う？ 何だろう……。

 視野を広げてみてください。警戒の反応となると気持ちだけではダメですよね？

 気持ち以外というと，身体ですか。

 そうです。「不安」は身体症状の側面があるのです。気持ちだけの不安というのは少なくて，多くの場合は動悸であるとか，胸の圧迫感とか，緊張に関連した身体症状を伴ってきます。

 言われてみるとそんな気がします。

 つまり，この身体症状の側面があることで鑑別しやすいのと，ほかの精神症状とは異なり，身体的な介入ができることで「不安」への対応に役立つのです。

 なるほど！

 例として，1つ役立つ点を挙げます。"不安が高まった際に抗不安薬を飲む，それについて介入をする"というシチュエーションで考えてみましょう。あなたが患者だとして，「不安が強くなったらこの薬を飲んでください」と説明されたらどのタイミングで薬を飲みますか？

 不安時の頓服ですね。しんどくなったら使うかな。

 「不安が強くなったとき」といわれても，どのタイミングかつかみにくいと思いませんか？

不安の大きさ自体に変化はあるのかな。「不安で押しつぶされそうなとき」みたいな慣用表現はありますけど，確かに具体的なタイミングはつかみにくいです。

実臨床では不安時の頓服はよく出てきます。しかし，「不安なとき」という指示が曖昧なのです。多くの場合は，「今がまさに不安が強いときかどうかわからない」ので，結果として我慢をして"どうにもならない時点"まで行きがちです。

指示が曖昧でわからないから頓服を使わずに待ってしまうのですね。

そうです。限界まで我慢をしてしまうと，その時点で抗不安薬を内服しても効果を発揮するのに時間がかかってしまいます。また，症状が強く出てから使うことにもなり，効果も限定的になります。結果として不安を軽減できず，苦痛を感じてしまいます。これは，不安への対処としては失敗です。

失敗なんですか！？

はい。不安への対処の一番重要な点は，「警戒」が出ているような危うい場面でも，「自分でコントロールできている」という自信を取り戻すことです（自己コントロール感の回復）。しかし，不安が湧き上がって，そのまま限界まで我慢をしてしまう。最終的に"どうにもならなくなってから"ようやく薬を飲んだとしても，自信が取り戻せるでしょうか。

いえ，きっと上手くいかなかったととらえますね……。

そうなんです。限界まで耐えさせてはいけなくて，そうなる前に自分で対処できるようになることがポイントです。そのために，より早い段階で確実に内服するようにします。そのタイミングを設定する方法として，身体症状をとらえることが役に立つのです。

≫ 不安による身体症状

不安で出てくる身体症状はどういったものでしょうか？

例えば，早期から出やすい胸部の圧迫感とか喉のつかえなどの身体症状をターゲットにするのです。「胸部の圧迫感が出てきたらすぐに使ってください」など。

なるほど，そういった工夫ができるのですね。

　特に総合病院での診療でありがちですが，医療チームのメンバーは抗不安薬のようななじみの薄い薬の使用は控えがちです。そうすると，病棟のスタッフや薬剤師の先生が「あまり不安が強くないときには控えてください」といった声がけを加えてしまうケースが出てきます。そうすると，患者は「この薬は使わないほうがいいんだ。怖い薬なんだ」ととらえることになります。確実に使用して不安をコントロールするためには，「動悸がある」，「息苦しい」，「喉が詰まる」といった身体的な症状をターゲットとするほうが薬の内服も確実に進められ，また症状がコントロールできているかどうかも確認しやすくなります。

≫ 代表的な症状：パニック発作

それでは，不安の評価に直接関係する症状と疾患をみていきましょうか。まず，一般・急性期病院で出会う場面で一番多いパニック発作からです。

パニック発作というと，以前は過換気発作といわれていたものですか？

そうです。過換気発作とか過呼吸発作ともよばれていました。夜間救急でみかけることも多いのではないでしょうか。典型的なパニック発作をまず確認しましょう。多くの場合，それまでなんともなかったのに，急に動悸がして息苦しくなって，不安恐怖が襲ってきます。ポイントは，交感神経の緊張症状が急激に高まるとともに，「このままだと死んでしまう」とか「自分がおかしくなってしまう」というような恐怖感が伴う点です。

初めて当直でみたときは驚きました。

このように，不安がわーっと急に湧いてくるけれど，長くは続かない。大体，10分から1, 2時間で跡形もなく消えてしまう。このエピソードをパニック発作といいます。非常に印象的でわかりやすいのではないでしょうか。

結構いますね。「またあの先生のICで患者が倒れた」とか。

そうですね。病状説明も医者の技術のうちという認識が広まって，以前ほどではなくなりましたが。

 でも，がん治療の中止を勧めるときとかは，「パニック発作とか起こされたらどうしよう」とか，こちらも不安になります。

≫ パニック発作がパニック障害になる

　このパニック発作は1回のみの場合もあります。再発の心配は少ないです。しかし，もし2回3回と続いて起きると複雑になってきます。簡単にいうと "不安が不安を呼ぶ" ようになります。これは予期不安というものになりますが，パニック発作を繰り返すと，「また起きるのではないか」という不安を生じてくるのです。一度パニック発作でつらい目にあってしまうと，「同じことがまた人前で起こるんじゃないか，起こったらどうしよう」とか，「また電車の中で起きたらどうしよう」といったように，不安が不安を呼んできます。そうなるとこの不安の重積状態が悪化し，より生活へ支障をきたすようになっていきます。不安が連鎖して広がり，その影響が大きくならないよう，できるだけ早めに食い止めることが大切です。

≫ 医療的に対応するのはどこから？

　不安が悪化していくパターンについてもっと深めていきましょう。実際どのようなときに医療的に疾患として扱うのか，どこまでを一般の不安として扱うのかの目安を整理していきます。

 よく，「不安というのは誰にでもあるものだ。だから不安への対応は心の持ち方次第だ」みたいにいわれたりもします。

 聞いたことがあります。日本人は精神を鍛えているからPTSD（post-traumatic stress disorder，心的外傷後ストレス障害）にはならないといわれていたり……。

 そのような風説が流れていたこともありましたが，誰も言えなかったというのが実状だったようです。無理もないですね。パニック発作にしても不安にしても，生物学的な要因が大きいので精神論でどうこうなるものではないですから。

そうなんですね。不安というと，どうしても「心が弱いから」ではないかと思われてしまいますね。

そのあたりの誤解は日本に限らず海外でもよくみられるものです。PTSDという障害も，あえてPTSDといわざるをえなくなった背景には，アメリカでベトナム帰還兵への偏見があったことも一因です。不安は日常的に感じる感情の1つであるとはいえ，不安が強くなると日常生活に支障をきたしてくる。言い換えれば，"医療的な対応が必要な不安"が出てきます。では，医療的な対応の必要性はどこで判断しますか？

判断基準ですよね。先ほど出てきた「日常生活への支障」があるかないかですか？

そうです。「日常生活への支障」をどのように評価するか，これが実はアセスメントとケアを考えるうえで重要になります。さて，ここでおさらいをしましょう。不安はどのような意味合いの感情でしたでしょうか？

不安は，確か将来のことを想像して恐怖を感じる……。

そうですね。不安は「このままでいると，将来よからぬことが起こるかもしれない」というアラートの意味合いでした。ここからわかることは，不安は「今のままではよくないことが起こるかも」という警告を出して，<u>新しい行動</u>を促す役割があるということです。

新しい行動？つまり行動を変えるということですか？

はい。今のまま行くと環境にうまく適応できないかもしれない。だから行動を変えようというメッセージであり，動機付けになる，ということです。つまり，不安というのは，私たちが考えて行動を変えるきっかけをつかむ大事なチャンスを作る役割があるのです。その点を踏まえると，不安は本人の行動変化を通して本人の適応をプラスに向ける役立つ面があります。

そうか，不安は全部が全部悪いわけではないのですね。

俗にいう，「よい不安」，「悪い不安」という表現を使うならば，本人にとって役立つ不安，必要な不安という面があるということです。例えば，よく緩

和ケアの領域では，痛みと並んで不安が症状緩和の対象として出ることがあります。すると，痛みに加え，不安もすべて緩和する必要があると思われることがあります。しかし，不安には本人の適応を促す面があるので，すべてが悪いわけではありません。本人にとって動機付けになる，適応をプラスに向ける要素があれば，その不安は消し去るのではなくて，積極的に活用していくことが重要です。どうすればよりよい適応になるのか，そのような話し合いを促すことが，その支援方法になります。一方，警告のアラートも鳴るのは結構なのですが，あまりに鳴り過ぎると問題になる。例えばアラームがずっと鳴りっぱなしの状態を考えてみてください。いかがですか？

 ずっと鳴りっぱなし……それだと疲れてしまいそうです。

 そうです。鳴り続ければ，逆に緊張の糸が切れてしまう。あるいは，ずっと緊張し続けて，疲労困憊してしまう。そうなると，不安は適応を促すことにはならず，逆に本人の適応を阻害するほうに向いてしまいます。

 なるほど。

 このように，アラートが強すぎる，あるいは鳴り続けて本人が疲れてしまう場合には，いったんアラートを止めて本人を休ませる，医療的な介入が必要になります。つまり，患者が「不安です」と訴えたときに，その不安な状況が患者自身にプラスに働くかどうか，逆に不安が強過ぎて疲れさせ，かえって患者の適応能力を落としているのかを判断します（図1）。

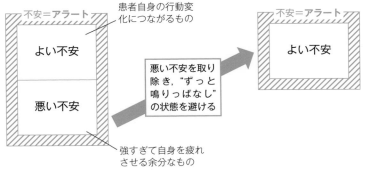

図1 必要な不安を見極めて介入する

≫ 不安が複雑化した状態：パニック障害と広場恐怖

　この医療的な対応を必要とする，言い換えれば抗不安薬を投与するというときのターゲットになるのがパニック発作です。繰り返しになりますが，重要なのでもう一度みておきましょう。

　パニック発作になると急にドキドキしてきて胸が押されるような感じがします。いくら息を吸っても体に酸素が入ってこないような感覚で，「このまま死んでしまうかもしれない」というような恐怖が出てきます。手足が冷たくなり，冷や汗をかき，手足も震えて動かそうにも動かせなくなります。ただ，20分，30分と経過をみていると，それらの症状はぱったりと止まる，これが典型的なパターンです。

　この発作が2回，3回と出てくると，今度は「またパニック発作になるのではないか」と事前に身構えるようになります。そのような場面が生じやすいパターンが広場恐怖といわれるものです。

　パターンがあるのですね。

　はい。広場恐怖というと，なんとなく広い所を怖がるように誤解されがちですが，多くの場合，自由に動けない環境で起きます。例えば急行列車とか新幹線の中のように閉じ込められた環境です。こういう人混みで動けない，いざというときに外に出られない，そのような身動きの取れなさを苦手とするということです。

　閉じ込められた環境でよく起こるのですね。

　バリエーションも豊富です。例えば都市部で言えば，地下鉄に乗れないという方がいます。また，女性で多いのはバーゲンセール会場に行けないとか，スーパーの混雑がダメという方もいます。ほかにも，エレベーターに乗れないなどです。

　それは困るだろうなあ。

　外出できないのならば家にいればいいのでは？と思われるかもしれないので，もう少し追加します。さらにひどくなると，家の中でも出てきたりします。

　え！家の中ですか！？

はい。家の中で狭い所ということですが，1つは浴室，もう1つはトイレです。家でも発作が起こるようになってくると，浴室に入れないので入浴ができなくなります。実際に家でどうにもならなくなり，数年間お風呂に入れなかったという人も在宅で出てきます。トイレでは，トイレの扉を閉めることができないという問題が起こります。

 家の中でもそのような状態になったら本当に困りますね。

 このレベルになると日常生活に相当な支障をきたすので，たかがパニック発作とは言えなくなってきます。ここまでひどくならないうちに止めることも大事なポイントになります。

≫ ほかの疾患で不安は出るか

 いったん精神症状評価の階層構造の話に戻って確認をします。不安は一番多く出る症状でしたね。それだけ多く出るのに，症状評価では不安の評価を最後に回すのは非効率にみえるということでした。

 はい。一番多く目立つものから評価できれば効率がよいのではないかと思います。

 ここまでみてくると，どうして不安を最後に評価するのか，その理由もみえてきます。不安というのは，何を意味するものでしたか？

 不安は環境とうまく合わないときに出てくるサインだということでした。

 そうでしたね。不安は環境と合わないときであればどのような疾患でも出てくるものです。であれば，精神症状評価のどの段階でも，環境と上手く合わなければ不安は出てきます。当然，パニック発作も起きます。

 そうか，どのような疾患でも出るのか……。

 そうなんです。せん妄でもパニック発作は起きます。高齢者で夕方にせん妄が悪化しはじめるときにはパニック発作も混じったりします。特に多いのはうつ病です。一般・急性期病院の臨床では，抑うつ症状単独よりも不安・抑うつが混じることのほうが普通です。

統合失調症でも出ますか？

 もちろん統合失調症でも不安は生じます。特に若い時期の統合失調症の方は，学校とか仕事とか社会環境になじめずに悩む場面は多くあります。そのときに，不安が前面に出てくることもしばしばあります。

 それでは不安だけをみても解決にならないんだ……。

 そこが大事なポイントですね。単に不安なだけだと，「環境に合わない」ことはつかめても，「どうして合わないのか」その原因には至りません。原因をつかむために環境を確認することも大事ですが，もう1つ，患者のなかの世界，とらえ方を確認することが重要です。その視点からアセスメントの順番を今一度確認してください。

≫ 不安関連の障害

不安に関連した障害についてまとめます。

≫ ① パニック障害

先に一部紹介しましたが，臨床で最もよく目にするのはパニック障害です。パニック発作を複数回繰り返すことで事態が複雑化していきます。対応として大事なのは，単にパニック発作が起きるだけではないことと，先ほど出た予期不安です。「また起きるかもしれない」という不安が不安を呼び，日常生活に支障をきたしていく点が重要です。臨床では，日本人の2〜5％ぐらいがこの障害をもち，比較的女性に多く，20歳代と50〜60歳代ぐらいにピークがあるといわれています。

≫ ② PTSD（心的外傷後ストレス障害）

パニック障害の次に不安が出てくるものとして，PTSDやPTSDに類似した症状を呈する場合があります。PTSDというと，大震災や大事故でないと出てこないと思われるかもしれません。確かにPTSDの診断基準を満たすとなると，生命を落とすような危機的な場面という制限がかかります。しかし，一般臨床では，病名の告知や治療場面，場合によっては病院を受診すること自体がトラウマ体験となり，PTSDと類似した反応・体験となっている人がいます。

PTSDに似た反応ですか？

 「記念日反応」という言葉を聞いたことありませんか？ がん患者の診療場面ではしばしば経験します。例えば，毎年8月ぐらいになると調子が悪くなる人がいます。「このところ調子が悪くて」といったことを話すので，症状や"具体的にどのようになるのか"についてよく聞いていくと出てきます。「調子が悪いときは，はじめてこの病院を受診したときの場面がよみがえってくるのです」とか，「実は私が，がんと診断されたのはこんな陽気の日だったのです」，「私が入院した日は今日のような青空が広がっていた」といった感じです。

 連想記憶からの反応ということですか？

 どういうことかというと，季節やその時期らしい陽気とか場面をきっかけに，つらいときの体験がフラッシュバックしてよみがえってくるのです。がんの体験者では，大体1割ぐらいで生じるといわれていて，がんの治療を終えても続きます。毎年同じ時期になると実際に調子が悪くなったりするのです。

 治療が終わってがんが治癒してもまだ続くのですか。やっかいですね。

 医療者からみれば，手術や抗がん薬治療を乗り越えて終わった，終了したとなりますが，患者にとってはまだまだ続くということです。入院場面だけでは気づきませんが，外来や在宅医療の場面では本人から体調不良として語られて，初めて気づかれることも多いです。また，遺族でも体験している方がいます。

 遺族もですか？

 近年は在宅での看取りが増えてきた事情もあるかもしれません。在宅では介護負担がそれなりにかかります。また，以前とは異なり，現代では介護者は多くなく，独りで看ていることもしばしばあります。その場合，医療者がフォローできない場面が生じがちです。すると，介護者には"独りで不安を抱えているなかで対処をしなければならなかった"とか，"目の前で起きていることが何かわからずに恐怖を感じた"といったことがトラウマ体験として残ります。具体的には，"うちのおばあちゃんが家に戻っ

てきた日はこんな陽気で，その2日後にはこんなふうに息苦しくなって，3日後には私の目の前で亡くなった"といった体験が，時系列に沿って目の前で展開するのです。

病院にいると，家で過ごすのが一番よいからと気楽に在宅療養を勧めがちですが，準備をせずに安易に依頼してはいけないですね。

本人だけではなく介護者の負担を見積もり，負担が大きい場合には減らす工夫することが在宅への移行では大事です。

③ 全般性不安障害

そのほかに，対象となる不安が慢性化した場合があります。このような慢性化した場合を全般性不安障害として分けて整理をします。実際は複雑化して慢性化しないことは少ないので，パニック障害やうつ病で不安が重なる病態と似ることも多いです。よく外来で，何かにつけて「不安」が生じてあれこれ受診するご高齢の方がいます。例えば，「ちょっと痛い」といって内科を受診し，「めまい」で神経内科を受診して，という具合です。「そこまで心配しなくても大丈夫です」と言われても来てしまいます。過剰に不安が出て，それが持続している状態を指します。大体，人口の2%ぐらいが経験しているといわれています。

不安障害・パニック発作の治療

簡単に不安の治療についても触れておきます。なぜここで治療について触れるかというと，一般・急性期の現場では不安と関連した身体症状の訴えが出るのが一般的であること，そのためにどうしても対応の必要が出てくるからです。

関連する身体症状への対応

不安と併せて痛み（頭痛）や筋肉痛，疲れやすさ，めまいなどが出てきます。例えば，頭痛にはアセトアミノフェン，肩凝りにはエチゾラムといった具合に，指示や処方を出していくとてんこ盛りになってしまうこともあります。かつて，不安に対しては，一対一対応で抗不安薬，アルプラゾラム（コンスタン®,ソラナックス®）やエチゾラム（デパス®）が第一選択で処方されていました。これらのベンゾジアゼピン系薬剤は，その前の世代でのバルビツール系薬剤に比べて安全性は格段に高くなりました。しかし，ベンゾジアゼピン系薬剤は，即効性があるものの持続性は低いこともあって，今日主力となる治療薬はSSRI（selective

serotonin reuptake inhibitor，選択的セロトニン再取り込み阻害薬）や SNRI
（serotonin noradrenaline reuptake inhibitor，セロトニン・ノルアドレナリン
再取り込み阻害薬）といわれる新規抗うつ薬となり，導入時点ですぐに効果を出
したい場合や，臨時で対処する場面として抗不安薬の併用が一般的になってきて
います。

≫ 薬物療法だけでは根本治療にならない

　薬物療法に続けて，不安への対処で最も重要な点に触れます。不安への対応と
いうと，身体症状を伴うので，薬での対処に目が向きがちですが，生活の調整が
重要です。なぜかというと，不安や緊張の多くは，負担になっているなんらかの
原因があるからです。

　負担となっている原因にはさまざまな要素が絡みます。人によっては仕事かも
しれないし，病気の治療かもしれません。その原因を探り，取り除けるものは取
り除き，調整できるものは調整するなど，原因への対応が必要になります。薬物
療法は，あくまでも身体症状を和らげて，本人が原因に対応できる余力を増やす
のがメインです。せっかく取り戻したその余力を使って，どのように原因に立ち
向かうのか，その戦略を組まないと根本的な改善を図れません。

◎ 不安の原因へのアプローチ

　この原因をどのように見つけるのかという問いに対しては，傾聴するという案
が出てくるかもしれません。傾聴は大事ですが，単に「傾聴」するだけで解決で
きるとすれば，それは本人の解決能力が高い場合です。積極的に掘り出すのであ
れば，患者本人の解釈モデルを聞くことが重要です。本人はどういう問題が生じ
たからこうなったと思うのか，あるいは，この症状を少しでもよくするとしたら
どんなことができると思うのかといったことを聞いていきます。すると，多くの
場合，なんらかの本人の解釈とともに，対応しようとしてきた経緯が出てきます。
このようにしてうまくいった，このようにしたら失敗したという経験があると思
いますので，それを聞き出すことができると，より戦略が立てやすくなります。

　また，不安の対処で難しい点は，「不安なのでなんとかしてください」と患者
は訴えるのですが，「では不安を鎮める薬を用意します」と言うと，飲むこと自
体も不安になります。それは環境が変わることへの抵抗でもあります。いかに抵
抗を乗り越えていくか，薬を本人がうまく使えるようにするか，教育的なアプロー
チが非常に大事になります。

　"不安時に" という指示は気楽に出されがちです。しかし，指示だけを出しても，

本人がうまく使うことができません。その理由には，精神に作用する薬というイメージがありますし，もう1つ，その背景として自己効力感を失っていることがあります。自分が薬に支配されてしまうのではないかという怯えがあるということです。大事なのは，本人の自己効力感を取り戻すことで，それが症状の改善に大きな役割を果たす点です。ぜひ本人が自信をもてるようなきっかけをつくってほしいと思います。

Point ▶ 不安は対応としての薬物療法に目が向きがち。最も重要なことは自己効力感を取り戻すことで症状改善できるようにアプローチすること。

II

臨床での病態の鑑別と
かかわり方

Part II では症例を取り上げます。実臨床で
遭遇する典型的な場面からどのように精神
症状を読み取り，鑑別していくのかを学び
ます。Part I で解説した評価手順の流れに
沿って，疾患・病態のさらなる理解，症状の
正しい見極め，患者・家族とかかわるための
ポイントをみていきましょう。

1 興奮

よくある典型的な場面として，まずは興奮に焦点を当てます。具体的にはせん妄，認知症，てんかん後もうろう状態，うつ病（激越）などを押さえていきます。

≫ 興奮と不穏とは？

症例	75歳，男性，膀胱がん	case 2
既往歴	高血圧（60歳頃），糖尿病，脳梗塞	
状況	● 血尿を主訴に，かかりつけ医を受診，膀胱鏡にて指摘，膀胱全摘の治療を受けた。 ● 術後より，落ち着かない様子がみられた。夕方になり，眼をギラギラと輝かせ，ベッドから起き上がろうとする仕草を繰り返した。 ● 「会社に行くんだ」，「待っている人がいるんだ」と繰り返し訴えるため，今は病院にいること，治療が必要なことを看護スタッフが繰り返し説明し，そのつど納得するも，5分後にはまた同じ訴えを繰り返した。 ● 20時頃になると，「家で○○が待っているから」のほか，「おーい，おーい，だれか〜」など大声をあげるようになった。入院していることを伝え，治療の必要性について納得してもらうために説得をした。 ● 「どうして閉じ込めるんだ」，「俺が何をしたんだ」とさらに興奮は強まり，ハサミで点滴ルートを切断した。驚いた看護スタッフから当直医に連絡をし，身体拘束（胴拘束）をし，不穏時の指示［ハロペリドール（セレネース®）1Aの点滴静注］を実施した。	

 まず，興奮している場面から行きましょう。case 2の印象はいかがですか。

 よくある場面ですね。患者が急に不穏になって。

 case 1（p21）でも聞きましたが，普段の臨床ではどのように対応をしていますか？

 頻度が高いので不穏時指示を用意しています。まず病棟のスタッフに説得してもらって，それでも難しいときに使ってもらっています。

 なるほど。落ち着かなくなったら，最初は説明を繰り返して，それでも難しかったら不穏時指示を使うのですね。

はい，よくあることなので。

　わかりました。「不穏時」の指示ということですが，この「不穏」というのは，どのような状態を指すかわかりますか？

　「不穏」ですか……？「落ち着かない」状態です。

　そうですね。「不穏」は字のとおり「落ち着かない」状態ですが，この落ち着かない状態にはどのような背景があると思いますか？

　いや…。「不穏」だと病棟スタッフも困るし，落ち着かせなければいけないから，とりあえず落ち着かせてから考えればよいのかなと思ってしまいました。

　確かに，落ち着かないなら落ち着かせればよいと思いたくなるのはもっともです。ただ，"落ち着かせ，それで終わり"で大丈夫でしょうか？

　といいますと，不穏の背景にもいろいろな疾患や病態があって，それに合わせた対応をしなければいけない，ということですか？

　そのとおりです。話を戻しますが，「不穏」の定義はなんでしょうか？

　「不穏」は「落ち着かない」状態を示す精神症状で……。

　一言ではいいにくいですよね。「不穏」は多くの内容を含むのですが，<u>とりあえず「不穏」と判断をすれば，精神症状の鑑別が済んだと思われがちです</u>。精神症状というと，「不安」とか「うつ」，「不穏」とかあって，見た感じ落ち着かない様子だから「不穏」と判断する。そうすると，よく使うのはハロペリドールだから，それを打っておこうか，という対応で終わりがちです。

　確かに。

　しかし，繰り返しになりますが「不穏」というのは，「落ち着かない」状態そのもののことで，それ以上のことは判断していないし，指し示してもいないのです。

> **Point** ▶ 「不穏」には "落ち着かない状態" 以上の意味はない。

初見での見立てやとらえかたが重要ということでしょうか。

そうです。例えば，落ち着かないと，みな統合失調症だろうとか思われてしまいます。興奮だったら落ち着ける抗精神病薬をとりあえず使ってという思考になりがちです。しかし，不穏のように，"一見興奮していて，環境には何も変化がなさそう，しかも本人に聞いても何もまともな回答が得られない，興奮している以外に判断のしようがない"と思われる状態だとしても，実は「興奮」を鑑別できるのです。

うーん，「興奮」はすべて同じにみえる気がしますが，鑑別できるのですね。仮に「興奮」に違いがあるとして，異なる対応をすることに意味があるのですか？

よい指摘ですね。そのとおり，みるポイントをおさえれば，その違いを切り取ることができます。そして，その結果に応じて対応を変えることができます。

どういった例がありますか？

先ほどの症例（case 2）でも鑑別ができれば対応を変えることができますし，また，身体管理も変わってきます。特に，術後の不穏には前述のせん妄が含まれるケースが多くあります。例えば，せん妄が出現するということは，意識障害が出ているということ，言い換えれば，全身状態の悪化のサインなのです。その身体的な要因を見つけて対応することで，急変を防いだり術後の経過をよい方向にもっていくことができるのです。

なるほど，身体管理の質が上がるのですね。

》鑑別の流れ

それでは，早速鑑別の流れを確認していきましょう。まず，鑑別はどのように進めていくのでしたでしょうか。思い出してください。

不穏や何かあったとしても，まずは親亀からみていきます。

そうです。どのようなときでも，鑑別の流れが定まっているのでしたね。根本にある意識障害からみていき，感情，思考……と進めていきます。

そうすると，意識障害からですね。

意識障害は何をみるのでしたでしょうか？

精神症状でいけばほとんどが「せん妄」でした。

そうです。意識障害，精神症状でいけば軽度の意識障害のほとんどはせん妄になるのでしたね。どのような評価のポイントがありましたか？

意識障害は，脳が上手く働かないのだから……たしか，注意が続かない，睡眠覚醒リズムが障害されているといったポイントがありました。

そのとおり。

せん妄評価のポイント
① 注意の障害：つじつまが合わない発言，まとまりのない行動
② 睡眠覚醒リズムの障害：昼夜逆転

でした。この症例におきかえるとどうなりますか？

この症例をみると…

- 「会社に行くんだ」，「待っている人がいるんだ」と繰り返し訴える
- 20時頃になると，「家で〇〇が待っているから」のほか，「おーい，おーい，だれかー」など大声をあげるようになった

このあたりから，今の状況を理解できていないこと，それから，言っていることや活動がまちまちで，一貫性を欠いていることから注意の障害を疑います。

それから，この状況が生じた時間も確認してみましょうか。いつ頃症状の変化が起きていますか？

変化が出てきたのは，これですね。

夕方頃：眼がギラギラしてきた
20時頃：興奮してルートを切断した

そのとおり，夕方から出てきていますね。

夕方頃：眼がギラギラするというのは，覚醒レベルの変化を疑うサインです。視覚というのは注意を鋭敏に反映する部位です。注意が落ちてくると，まず目が据わったようになります。その後，一点を見据えているようになり，異様にギラギラした感じがでてきます。さらに覚醒レベルが落ちると一点に集中することができなくなり，キョロキョロと周りを見回すなど落ち着かなくなっていきます。

　この症例においては，正に夕方頃から覚醒レベルが落ちてきて，夜になるとさらに落ち，寝るところか興奮しはじめます。昼夜逆転が生じています。これが睡眠覚醒リズムの障害です。

 このように，①つじつまが合わない（注意の障害），②昼夜の逆転（睡眠覚醒リズムの障害）を確認できました。ということは？

 せん妄と判断する。

 そのとおりです。これは典型的なせん妄ということになります。

case 3

症例	80歳，男性　胃がん，胃全摘予定
状況	●2年ほど前より，ときどき直前に話したことを忘れる場面があった。2カ月前より腹部の違和感があり，かかりつけ医にて相談し，上部内視鏡を受けたところ，上記の診断に至り，胃全摘術目的で入院となった。

●手術の説明は，外来で担当医より本人・家族になされていた。そのとき本人はうなずいて，納得した様子だったという。

●入院当日，説明を「うんうん」とうなずきながら聞いていたが，病棟スタッフが改めて尋ねると，「いやいや，皆さんにお任せしていますので」と曖昧に答えた。しばらくすると，周囲をうかがうようにしながら病棟の廊下を歩いていた。どうしたのかと尋ねると，「いや，こちらにはなんでお世話になっているのでしたでしょうかね」と話した。今入院していることを説明すると，「それはそれはご丁寧に」と答えるも，「それで迎えはいつ来ますか？」と不思議そうに尋ねた。その後，自室に戻るも，荷物をまとめて廊下に出てきた。どうしたのかと尋ねたところ，「子どもが心配しているので，とりあえず帰ることにしました」と訴えた。入院の必要性を説明するも，「ご丁寧にありがとうございます。この先を曲がればすぐ自宅ですので」と繰り返し，病棟を出て行こうとする。

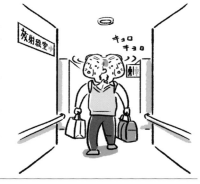

それでは，同じ不穏・興奮でも，case 3はいかがですか？ パッとみてどのように感じますか？

高齢者の入院だと，ときどきこの症例のようなやりとりになることがあります。

そうですね。病棟では，先ほどのcase 2（p.74）もこちらの症例も不穏として相談がくるパターンの1つです。どのように対応したらよいのか悩むことも多いと思います。このような場面で症状の鑑別ができると，みえ方も変わってくるかと思いました。

先ほどと同じようにみていくと……まず意識障害かどうかの判断でしょうか？

そうです，どのような場合でも，順番に確認していくことが間違えないコツです。気づく点はありますか？

入院している理由を理解していない様子です。

そうですね，入院当日の様子ですが，「どうして入院をしているのか」その理由をはじめから理解していない様子ですね。ほかには？

理解していない様子は，入院からずっと続いているようです。

そう。入院当日において，身体的な面では大きな変調はなさそうです。その間での覚醒レベルの変動はなさそうです。

ということは，意識障害（せん妄）ではないと。

そのとおり。落ち着かない様子はあるのですが，その背景に注目すると，会話がかみ合わずに話題が逸れていく，ということはありません。つまり，注意の障害を疑うサインは認められないということです。その点で，せん妄とは異なると判断できます。

となると，その次の段階ですか？

はい，その次の認知機能の段階を確認してみてください。

認知機能についての情報ですと，

> どうしたのかと尋ねると，「いや，こちらには何でお世話になっているのでしたでしょうかね」と話した

といった，入院を理解していない場面があります。

そのとおり，入院してからその状況を理解していない様子がうかがえます。ほかにも，

> 入院当日，説明を「うんうん」とうなずきながら聞いていたが，病棟スタッフが改めて尋ねると，「いやいや，皆さんにお任せしていますので」と曖昧に答えた

といったあたりも，認知症でときどきある「取り繕い」，状況を覚えていない，あるいは理解できていないことを隠そうとしているのかな？ と疑いたくなる場面もあります。

　このあたりをつなぎ合わせると，おそらく入院前から理解や状況判断が難しいことがあったのではないかと疑われます。言い換えれば，認知機能障害，詳しい検討は追って必要になりますが，まず頻度から考えると認知症を疑っていくことになります。具体的には，BPSD（behavioral and psychological symptoms of dementia，認知症の行動・心理症状）になります。

≫ BPSD とは？

　従来，BPSD は認知症の症状なので，どうにもならないと思われていました。しかし，今では，認知機能障害により，本人がうまく環境に適応できない結果として出てくるもの，言い換えれば不適応の現れ，苦痛の表現ということがわかってきました。

確かに認知症だからどうにもならないものだと思っていました。

よく誤解されるところです。確かに認知機能障害自体は治りませんが，不適応に関しては，環境をわかりやすくすることで本人にかかる負担を減らせるので，対処は可能なのです（図1）。

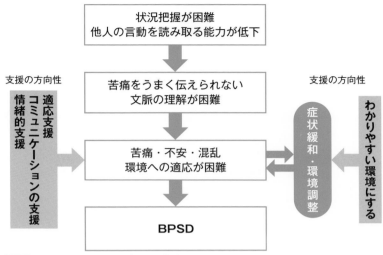

図1 BPSDが発生する背景と戦略

 ちなみに，この症例ではどのようなことが本人の負担になったと考えられますか？

 負担ですか？ この経過をみると……。

 入院をしたけれども，一体どうして入院をしたのかわからない。そもそも，ここはどこだろう？ 家と全然違う。部屋を出ればどの部屋も似たような扉が続いている……となると，不安が湧きあがってくるのもわかるような気がしませんか？

 確かに。

 不安になってくるとどうなるか，それはその場を離れて安心できる場所，ホッとできる場所に戻りたいと思うのも自然かと思います。安心できる場所，という意味で「家に戻る」と言い出してもおかしくないですね。

 なるほど。入院というわかりにくい環境に放り込まれて，そのなかで周りの状況がつかめないために落ち着かなくなり，安心したいとい思った。でも，それをうまく伝えられずに「帰る」という形での表現になった，ということですね。

81

そのとおりです。認知症の場合，本人が「これが負担，これがつらい」と話してくれればよいのですが，認知機能が障害されると適切に伝えることが難しくなります。そのため，時間的に前後に変わったことを探りながら，因果関係を見つけていくことが必要になります。

大事な まとめ	● 不穏・興奮は，「落ち着かない様子」に目を奪われずに，鑑別の流れに沿うと把握しやすい。

- 不穏・興奮は，「落ち着かない様子」に目を奪われずに，鑑別の流れに沿うと把握しやすい。
- 日常診療ではせん妄が圧倒的に多い。注意の障害と睡眠覚醒リズムの障害（昼夜逆転）を見つけることができれば，判断はつきやすい。
- BPSD（認知症の行動・心理症状）がその次に続く。せん妄かBPSDかは，意識障害の有無の判断が重要。1日を通して症状が一定の場合，BPSDの可能性が高い。

2　怒り

　次のテーマは「怒り」です。興奮と同じくあまりにもありふれているため，診療現場において適切にとらえるのが難しい面があります。患者の置かれる背景をしっかりと理解し，症状としての「怒り」を拾い上げていきましょう。

≫ 本態に気づきにくい「怒り」

臨床における「怒り」の場面は悩ましいですね。理由も見当たらないのに，急に目の前の患者が怒りだしてなんやかんやと言ってきたり。こちらこそ怒りたくなります。

けれども，医療者が怒ることもできなくて。

そうですよね。日常生活であれば，怒りという表現は意図的に相手を従わせる心理的手段として使われる以外，普段は出さないものです。もし怒りを表現するとすれば，抑えておけない，言い換えればやむにやまれぬ場面ということになりますね。

確かに病気でつらいとか，入院生活は制限ばかりでつまらないとか，患者の気持ちはわかります。しかし，だからといって，怒りを表わすというのは大人としてどうかと思います。

そうですね。一般の人と人との関係において表現された「怒り」であれば，「どうして怒るのか？」と驚きます。同様に，医療者でも「どうして私が怒られなければならないのか」と反応し，胸中穏やかではないのももっともだと思います。しかし，もし怒りの背景に精神症状があるとしたら，つまり，対人関係の問題から出てきたのではない，<u>疾患による症状としての「怒り」</u>があるとしたらどうでしょうか？

病気の症状として「怒る」ことがあるということですか？ 変なことを言うとか，反応が鈍いことがあるのはわかるのですが，「怒る」のが症状というのは想像しづらいです。

確かに精神症状というと，幻覚や妄想のように「普通ではありえないような」ことを話すとか，忘れてしまうとか，「普通ではないこと」が生じるイメージが強いと思います。こうした幻覚やもの忘れのように「普通はないもの」が出てくる場合はつかまえやすいのです。一方で，「ときにはある」といった場合，自然と日常生活における反応が先に出てしまうので，症状としての「怒り」に気づきにくいのです。

先ほどの例で言えば，患者が怒り出したとき，日常生活では，自分の行動が患者を怒らせてしまったか，あるいは患者が自己本位で理不尽な怒り方をしているか，どちらかを自動的に考えますよね。

日常生活ではね。診療現場において，そのどちらでもない「怒り」だとしたら？

それを精神症状の「怒り」としてとらえると。

そうです。「医療者が悪い」わけでもないし，「患者の理不尽さ」を責める必要もないのです。まさに疾患が悪さをしているので，疾患が悪いのです。

≫ 怒りのパターン

それでは，早速いろいろな怒りのパターンをみていきましょう。

症例	82歳，男性，喉頭がん	case 4
既往歴	脳梗塞75歳，糖尿病60歳〜	
状況	●3カ月前から喉の違和感を自覚，耳鼻科を受診したところ，喉頭がんの疑いを指摘され，総合病院耳鼻科を受診した。手術を予定し，CT検査などで精査を進めていたが，嚥下時の痛みが強くなり，食欲が低下した。自宅でぐったりし動けなくなったため緊急入院となった。 ●採血をしたところ炎症反応と脱水を認め，補液を開始した。 ●入院当日の夕方，目を覚まし，しばらくぼうっとしていたが，次第に落ち着かなく	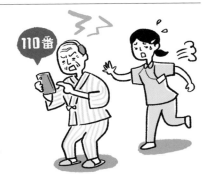

なった。点滴を確認するために病棟スタッフがベッドサイドに寄ったところ，「なんだこれは！」，「会社に書類を出さないと。カバンを出せ」と怒鳴りだした。

● スタッフが入院の必要性を説明したところ，「俺を閉じ込めるのか！」と叫び，携帯電話を取りだして110番にかけた。

 case 4はいかがでしょう。もう見慣れてきましたか？

 これまで何度かみてきた症例と似ているような気がします。

 よい感覚です。どの症例に似ていると思いますか？

 せん妄のような……。

 そのとおり。これはせん妄の症例です。臨床で「怒り」に遭遇した場合，まず真っ先に鑑別にあがるのはせん妄になります。

 当たった！

 それでは，その感覚を大事にしながら，どこがせん妄，すなわち意識障害と判断するポイントなのか確認していきましょう。

 ポイントでまず挙げることができるのは，全身の状態が悪いなかで入院に至っていることでしょうか。

 そうです，重要なのはそこです。今回のケースでは，全身状態悪化の原因として炎症と脱水が挙がっています。この2つは，外来・入院でせん妄を発症する場合に頻度の高い原因です。続いて，せん妄と判断するポイントは何になりますか？

 せん妄の診断で重要なのは，注意の障害があること，そしてその変動だったかと。

 そのとおり，順調に鑑別が進められますね。

　せん妄と判断するうえで重要なのが，注意の障害があることです。今回の case 4では，会社に行こうとしたり，明らかに入院にそぐわない，言い換えれば辻褄の合わない行動があり，かつその会話の内容も文脈が変わっていっているようで

す。さらに，夕方になって行動が活発になっていることもあります。この点は入院前の状態をもう一度確認する必要はありますが，せん妄に多い日内変動，夕方から夜間にかけて症状が悪化するパターンにピタリと重なります。以上の点からせん妄が疑われる症例でした。

≫ せん妄における怒り

 それでは，このせん妄の症例で，なぜ怒りが表われると思いますか？

 いやぁ，見当がつかないです。

 実際にせん妄の症例では，注意の障害とともに，「怒り」などの感情の変動を伴うことが多いのです。

 直接的な理由はなく怒るということですか？

 そうなんです。いわゆる対人関係の問題，日常生活でのやりとりとは関係なく怒ることがあります。

 不思議です。

 少し解説を加えます。せん妄のときには，注意の障害があるのでしたね。注意の障害があると，患者はどのような体験をしていると思いますか？

 注意の障害があると集中できない。

 そのとおり。注意の障害があると，目の前のことに集中することができなくなります。そうなると，自分が今置かれている状況がうまくつかめなくなります。自分がどこにいるのか，何をしているのかわからない，そのような不安に満ちた状態になるのでおびえ，その恐怖が怒りとして表されてくるのです。

 そうなのか……。医療者の行動や態度などについて気に食わない範囲が広がったり，過敏になって怒っているのかと思っていました。医療者の行動とは関係がないのですね。

 そうです。従って，怒ったからといって何か責められていると慌てる必要はないので安心してください。

なぜ怒っているのかがわかるとホッとします。

それでは，次の場合はどうでしょうか。

認知機能障害における怒り

		case 5
症例	75歳，男性，大腸がん	
既往歴	高血圧，糖尿病	
状況	● 1年前に血便があり精査をしたところ大腸がん，肝転移と診断され，抗がん治療（多剤を用いた薬物療法 FOLFOX）を続けてきた。 ● 半年程前から，趣味でしていた盆栽の手入れをしなくなった。病院でも受診日を間違えて来院することがあった。運転免許の更新に出向いたときに，認知機能の低下が疑われ，更新できずに返納をしている。 ● 2カ月前からときどき腰をさすり，顔をしかめる場面が増えてきていると妻が感じていた。 ● 抗がん治療のために来院をした。採血をした後に，外来で診察を待っていたところ，立とうとすると，顔をしかめてまた座る，を繰り返していたが，そのまま横になった。気づいた看護師が声をかけたところ，「うるさい！」，「もう待てない！ 帰る！」と怒りだした。	

case 5 で気づくことはありますか？

先ほどの症例とも怒るところは似ていますね。

そうですね，怒り方は似ているかもしれません。でも，よくみると背景の違いに気づきませんか？

背景ですか。半年くらい前から認知機能の低下があるようです。

重要なポイントですね。半年ほど前から趣味をしなくなったり，約束を間違えるエピソードがあります。実際に認知機能検査のスクリーニングで引っかかったことを踏まえると，認知機能障害を疑う場面です。

となると，認知症でしょうか？

そのとおり，なんらかの認知機能障害を疑う場面です。より正確に判断するためには，この症例では，脳転移なども除外する必要があります。

除外はどのように考えればよいでしょうか。

趣味をしなくなったという実行機能の障害を疑うエピソードがポイントになります。また，脳転移による認知機能障害の場合は週から月単位で出現することを考えると，半年くらいかけて徐々に進行しているエピソードから脳転移を除外できます。

それでは，症状の鑑別の流れ（p3の図1）に沿って確認をするとどうですか？

例の流れですね。最初に意識障害，せん妄かどうかをみます。今回の場合，注意の障害は……あるのかな？

どう思いますか？ やりとりだけをみると，注意の障害があるかどうかはわかりにくいかもしれません。せん妄の場合，注意の障害と一緒に確認するもう1つのポイントがありましたね。そちらはいかがですか？

もう1つのポイントというと，注意の障害が変動するところですね。今回の場合，来院して待っている場面になりますが，特に分単位で様子が変わったりはしていないです。

そうですね，せん妄で出てくるような分単位で生じる注意障害の変動はなさそうです。

ということは，せん妄は除外してよいのでしょうか。

そのとおり。ここではせん妄は除外できると言えるでしょうね。

そうなると，次は認知機能障害，認知症ですね。

そうですね。なんらかの認知機能障害を疑うことになります。身体疾患の治療場面では，認知機能障害を同定できれば，ものすごく急ぐ必要はありませんので，目標は達成したと判断してよいと思います。

≫ 認知機能障害の原因鑑別

　その先の手順としては，認知機能障害の原因を探り，時間をかけて鑑別していくことになります。参考までにどのような疾患を鑑別するのか触れておきます。

エピソードとしては認知症を疑いますが，先にほかの脳の器質的な要因を除外することが重要です。注意したいのは，抗がん治療中であることから脳転移，また食事の摂取量がしばらく落ちていればビタミンB群欠乏症（ウェルニッケ脳症）あたりです。また，甲状腺機能低下症なども念のため確認することになります。

認知症に関しては，アルツハイマー型認知症や血管性認知症の鑑別が挙がってきます。認知症の鑑別は，身体治療に関連した支援の必要性の判断（例えば服薬管理や有害事象管理のために，在宅医や訪問看護の支援を導入したほうがよいかどうか）が必要です。

疾患の鑑別診断は，生命予後の違いががん治療などの身体疾患の治療に影響する可能性があります。例えば，アルツハイマー型認知症では診断からの生命予後は4.8年くらい，一方，血管性認知症は3.3年ほどです。大腸がんの場合，生命予後はどちらの疾患よりも短い可能性がありますが，もう少し期待できる余命が長い乳がんの場合では，抗がん治療をするかどうかを含めた話し合いになります。

 意外です。認知症が生命予後にかかわるとは思ってもみませんでした。

 日本では，認知症は介護負担のイメージが強いのです。認知症は，最初に脚光を浴びた『恍惚の人』のイメージが強烈だったため，介護者目線で語られてきた歴史があります。近年になって，認知症も生命予後を規定する疾患であり，緩和ケアの対象であることが知られてきました。続いて，もう1つ怒りにかかわるケースをみてみましょう。

症例	55歳，男性，大腸がん	case 6
既往歴	高血圧，糖尿病（未治療）	
嗜好歴	喫煙30本/日，アルコール，ビール1L/日	
社会背景	会社員（営業職）（現在休職中）	
状況	●1年前の会社の健診で血便を指摘されていたが受診はしなかった。半年前より体重減少（5kg）があり，その頃より倦怠感が強くなった。会社への行き来でも息があがることがあり，会社近くの内科を受診したところ貧血を指摘された。精査を目的に総合病院外科を受診，腹部CT検査等を進めたところ，大腸がん，肝転移，骨転移（腸骨，腰椎）が疑われた。検査中に動けずに外来で横になっている姿で発見され，症状緩和目的で入院となった。 ●入院になったことが不本意だったのか，病棟スタッフの応対になにかにつけてクレームをつけてきた。病棟スタッフが体調を尋ねると，「さっきも聞いただろ！ 同じことを何度も聞くな！」と怒鳴る。血圧を測定すると，「声のかけ方が悪い」や「立ったまま話すな」と言う。訪室を怖がるスタッフも出てきた。	

case 6はいかがですか？

これも怒っているケースですね。ときどき病棟でみることがあります。やりにくいですよね。病院にサービスを求められても困ります。ホテルではないんだから。

本当に，病棟で働いているスタッフにとってはたまったものではないですよね。

このcase 6は"わがままな患者"ってことではないですか？ 精神疾患を疑ってかかったら，実は単なるわがままでしたというオチだったりして。そうしたらそれこそ「怒りますよ」！

いやいや，ここだけだと確かにわがままな患者にしかみえませんが，もう少し情報が追加されたらいかがですか？

case 6 の追加

状況 （続き）	●本人との関係は悪い状況が続いた。しかし，様子を観察するなかで，夜もあまり寝ていない様子がわかった。「確認するのが病院のルールなので」と説明しながら，体調をうかがうことを続けていると，しぶしぶながら夜間に中途覚醒があり，朝までうつらうつらと過ごしていることを認めた。 ●日中もベッドで臥床して，うずくまって過ごしていること，そのような場面で声をかけると，本人が声を荒げることがわかった。食事も摂取量は半分程度であった。

日常生活がみえてきて……，睡眠は中途覚醒があること，食事も摂取量が落ちているので食欲不振があるのかと思いました。

そのとおりです。そのほかに気づくことはありますか？

あと日中に動いていないことくらいでしょうか。

そう。日中も動いていないようですね。ここから何か浮かんでくるものはありますか？

この情報で浮かぶこと……うーん。

夜あまり休めていなくて，食欲も落ちている。日中動かないというと？

症状としてはうつに近いように思いますが。

 正解です。これはうつ病の症例です。

 これがうつ病ですか？　うつ病ならば抑うつ気分とか，意欲の低下とか，うつ病らしい症状が出てきそうですが……。

≫ うつ病における怒り

 確かにうつ病の主たる症状は"抑うつ気分"や"意欲の低下"であると教科書では最初に出てきます。しかし，これらの症状は，患者の自覚症状なので，患者が自分から語って初めてわかる症状です。対して，客観的，周囲からみてわかるうつ病の姿はどのようなものかわかりますか？　例えば，医療者からみて，患者がうつ病かもしれないと気づくとしたらどのような点からでしょうか？

 周囲からみて気づく……不眠とか食欲低下とかの身体症状ですか？

 そう，身体症状は客観的にとらえやすいポイントになりますね。ほかには？

 だるそうにしているとか？

 その点もありますね。ほかにもあります。ここで一度うつ病の診断基準を確認してみましょうか（表1）。

表1 うつ病の診断基準

以下のうち少なくとも1つある
1．抑うつ気分
2．興味・喜びの喪失
以下の症状をあわせて合計5つ以上
3．食欲の減退または増加
4．不眠または過眠
5．精神運動の焦燥または制止
6．疲労感，または気力の減退
7．無価値観または過剰・不適切な罪責感
8．思考力や集中力の減退，決断困難
9．死についての反復思考，自殺念慮，自殺企図

（American Psychiatric Association，髙橋三郎，大野 裕監訳：DSM-5 精神疾患の分類と診断の手引，医学書院，東京，2014を元に作成）

どうですか？ 特に客観的にどうみえるかイメージがもてそうですか？

 症状を，本人の感覚と，周囲からみえる症状とに分けて考えたことがなかったです。食欲とか不眠とかは周りからみても気づきそうです。あとは，「死にたい」とか言えば，希死念慮があるのかな，とかでしょうか。

 そうですね。「死にたい」とかの言葉があれば，希死念慮と気づきますね。ほかに表2のようなものもあります。

表2 うつ病の症状を客観的にとらえられる様子

症状	客観的にとらえられる様子
精神運動の焦燥・制止	イライラして落ち着かない 苦悶（胸をかきむしりたくなるように，落ち着かない，じっとできない）
疲労感	けだるそうな様子
抑うつ気分	うっとうしげな様子
不眠	一度は寝付くものの1，2時間経つと目が覚めてしまい，朝まで悶々として過ごす
食欲不振	食欲がわかない 味がしない（食べてもおいしいと感じない）

 比べてみていかがでしょうか。単に診断基準をみて浮かぶイメージとはずいぶんと違いませんか？

 はい。抑うつ気分とか疲労感というと，ぐったりしている，しょぼくれている，泣いているというようなイメージをもっていたのですが，まったく違っていて驚きました。

 うつ病というと，マスメディアにはしばしば“心の風邪”と言われていましたので，しょんぼりしているイメージをもたれがちです。しかし，実際は，うつ病の体験者がときどき語っているように，「決めなければいけないのに決められない」，「終わりのみえないなかで，悶々として過ごさないといけない無間地獄」のような苦しみの世界なのです。

≫ うつ病という体験の深刻さ

うつ病は，身体疾患に伴って現れることも多くあります。

例えば，がんでは 5 〜 10% くらいの人がうつ病を併発します。がんとうつ病の両方を体験した患者が話すのは，「うつ病の苦しみはがん以上だ」ということです。がんであれば，治療に終わりがありますので，まだがんばることができます。しかし，うつ病にとらわれると，先がみえないなかを今日も明日も過ごさなければいけない，終わりのない恐怖に耐えなければいけない状態に追い込まれます。これだけの恐怖のなかにいれば，それが怒りという形で出てくるのも想像できるかと思います。

先ほどの症例（case 6）に戻ります。夜は眠ろうにも眠れない，食事も摂らなければいけないとはわかっていても，食べても何も感じない。普通であれば，美味しいなり，まずいなり，感情が湧いてくるものですが，うつ病のときにはその感情が湧いてこないので，判断したり決断したりしようにもできないのです。

昼間も休みたいけれども休めません。いじいじしていて休めず，かといって動けない，本人にとって身動きできない時間がずっと続きます。そのようななかで医療者が声をかけてくるのです。「このしんどいときに何をやらそうというんだ。もう放っておいてくれ」と思うのも納得です。そうして思わず怒鳴ってしまい，その後に，罪悪感を覚え，また自分自身を責めます。医療者も家族も腫れ物にさわるようにビクビクします。自分自身はしんどいので独りで居たいと思う一方，怖いので独りで居たくないという気持ちです。

 うつ病という体験についてイメージがつきましたか？

 はい。うつ病患者がつらい体験から怒るということについても合点がいきました。

 医療者は，「怒り」という反応をみると，まず社会的な文脈から「自分が責められている」ととらえてしまったり，仮に精神症状としてみようとしても「怒る」疾患はなんだ？ と探そうとしてしまいます。しかし，今回の症例で取り上げたように，「怒り」というのは，「恐怖」や「苦痛」の裏面でもあります。ですので，「怒り」をみたときには，「怒り」そのものをみるのではなく，その裏にある「恐怖」や「おびえ」を探すようにすると，その本質がみえてきます（表3）。

表3 怒りをみた場合のとらえ方のポイント

疾患	「怒り」の背景にあるもの
せん妄	・注意の障害 ・周囲の状況をうまくつかむことができないため，自分がどこにいて，何をしているのかがわからない
認知症	・社会的認知の障害 ・相手の表情や場の雰囲気をつかむことができずに不適切な反応をしてしまう ・実行機能の障害 ・この場の展開や先の見通しを立てることができないため，どのように振る舞ってよいかわからない
うつ病	・周囲の刺激に反応をしたくても，自分の内面が動かない，空っぽで空虚な体験 ・内面が動かないので決めようにも決められない，何かをしようにもできないなかで，いじいじ，イライラする

大事な まとめ	● 怒りをみると，医療者はいわゆる社会的な反応でとらえて，「自分が責められている」と受け取りがち。必ずしも医療者が責められているわけではないことを押さえて慌てないこと。 ● 症状としての「怒り」はせん妄，認知症，うつ病から生じうる。 ● 怒りの背景には，患者の圧倒される「恐怖」や「苦痛」がある。そのうえで，患者が何におびえているのかを探ると，その本質がみえてくる。

3 幻覚

　精神症状評価の山場にさしかかってきています。幻覚は妄想とセットで解説されることが多いですが，その病態は異なると考えられています。幻覚・妄想のそれぞれの中身を吟味することで，何が問題となっているのかをよりハッキリととらえることができます。まずは幻覚の鑑別と対応方法を押さえていきましょう。

 幻覚の評価と聞いて，どんなイメージが浮かびますか？

 精神疾患で出てくる症状ですよね。幻覚があったら，もう精神疾患（＝統合失調症）って判断になるのではないですか？ もう鑑別しなくてもあらかた片付いてしまうように思います。

 幻覚があれば，もう精神病症状が出ている。だから統合失調症と診断をつけてよいのではないかということですか？ 確かに，幻覚とまとめてしまえば，みな同じにみえるかもしれません。

 違うのですか？

 「幻覚」と一言でまとめられがちですが，実はいろいろあります。後で詳しく話しますが，幻視と幻聴ではまったく異なるのです。

 幻覚も細かくみていく必要があるのですね。

 そうです。そしてここからが大事なのですが，幻覚の出現を押さえることが鑑別に役立つのです。

≫ 幻覚とは？

 幻覚の症例をみていく前に，まず幻覚ってどういうものでしょうか？

 字のとおり，幻とか，目に見えないものを見たと言い張って，周囲の説得を聞かないような状態でしょうか。

まず幻覚を素直にとらえればそのとおりです。有名な幻覚の定義を挙げますと、「対象なき知覚」です。すなわち、眼や耳などの感覚器官が、刺激を受けることはないのにもかかわらず、刺激を受けた（見えた、聞いた）と体験することです。

この話は定義も決まっていますし、はっきりしていますよね。特に深まるようにはみえないのですが。

確かに、「幻覚」という言葉だけを取り出すと、明らかに普通ではない体験です。ほかの精神症状と異なって、その「異常さ」がはっきりしている、普通はないはずの症状がある、ある意味、病気らしい徴候にみえますよね。しかし、少し幻覚に近い症状が出てくるとどうでしょうか。

幻覚に近い症状ですか？

はい。代表的な症状が「錯覚」です。こちらはどうでしょう？

「錯覚」は、字のとおり、何か勘違いすることかなと。

そのとおり、「錯覚」は、「思い違い」や「勘違い」する体験です。普通の生活のなかでときどき体験する知覚や感覚の誤りのことをいいます。普段の生活のなかで、みなさんも体験しますね。そして錯覚は注意力が低下したときに生じやすいです。

確かに、疲れていてボーッとしていたりするとありますね。

錯覚は誤っていることを指摘されればすぐに気づきますし、またそうでなくても自ら「おかしい、間違っていた」と気づくことができます。そして、注意力が低下しているときに出やすい、ということは？

注意の障害があるときに出るということですか？

そうです、注意障害のある状態、言い換えれば、せん妄のときに錯覚が併せて出てきます。これは後でもう一度確認しますので置いておきますが、とりあえず、今出てきた錯覚と幻覚はどこが違いますか？

さっき先生がいった、"間違いに気づくかどうか"の違いでしょうか。

そうです。重要なのは，本人がその体験（知覚したこと）にどの程度確信をもっているかです。幻覚と妄想は，その体験を信じて疑わないことですし，錯覚の場合は誤りを指摘すると訂正が可能，つまりそこまでの確信はないというのがポイントになります。幻覚と妄想ではどうしてそこまで確信がもてるのでしょうかね？

それは"正しくあるとしか思いようがない"ということでしょうか？

そのとおりです。自身が知覚したことが幻ではないこと，言い換えれば，確かに存在している，客観的にも実在していると確信しているということです。

》客観的な幻覚と錯覚の違いをどのようにとらえるか

話を整理すると，その確信度合いの違いが幻覚と錯覚の境目になるのですか？

実際には，幻覚について患者がはじめから確信をもっていることは少なく，境界は曖昧です。

ん？ そうすると幻覚があるかないかについてどのように判断するのですか？

幻覚の有無の判断は，中心としては本人からの体験の報告になります。しかし，併せて本人の様子を観察することが助けになります。例えば，何かが見えているように目で追いかけている様子が観察されたり，周囲に人がいないのに会話をしているように話し続けたり，何か反応している様子があれば，幻覚を疑う重要な所見になります。

というと，本人の体験を聞き出しつつ，同時に様子を見ることが大事なのですね。

そうです。幻覚を判断するうえで，本人の体験をいかに聞き出すかは重要なポイントです。ただ，それだけではなく，本人が体験していると疑わせる様子を目で見て確認することも同じく重要なのです。いくつかの症例をみていきましょう。

症例	59歳，男性，胃がん（stage Ⅲ）	case 7
既往歴	糖尿病（インスリン投与中），高血圧	
状況	●X年2月頃より疲労感を自覚。総合病院を受診したところ貧血を認め，GIF（上部消化管内視鏡検査）にて上記診断を得た。外科より手術の必要性が説明され，胃全摘の方針となった。	

●5月に手術目的で入院した。

●入院5日目に手術となった。手術は無事に終了した。病棟に戻り，バイタルも安定していた。しばらくうつらうつらしていたが，20時頃よりそわそわしはじめ，ナースコールを頻回に押すようになった。看護師が訪床するが，目をキョロキョロと動かし，あちこち不思議そうに眺めていた。質問に応答はないものの，こまめに声をかけるようにした。

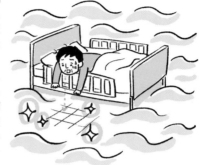

●夜間帯に入ってもナースコールが続いた。「何となくおかしい……身体が……痛い，バラバラ？ あれ？？」と訴え始めた。病棟スタッフは「痛みに伴い不安になった」と判断し，不安時のセルシン®1Aを筋注したところ，「不思議だ，夜が昼になった。海が迫ってくる」と興奮しはじめた。

 case 7はいかがですか？

 もうさすがにわかりますよ。これはせん妄ですね！

 さすがにここまでトレーニングすれば気づきますかね。そのとおり，せん妄です。

 今までみてきました。術後に急に落ち着かなくなるあれですよね。

 まさに典型的な術後せん妄のパターンです。今回は，特に幻覚がテーマです。関連する症状をみてみましょうか。

 幻覚ですよね。本人の発言と様子から取り出していくと…「目をキョロキョロと動かし」という様子ですか？

 はい，周囲からみれば「あれ？何を見ているのかな？」と不思議な様子，特に何もないのに，本人があたかも見ているかの様子がある，それを本人が違和感をもたないとすれば，幻覚，それも幻視といわれる視覚の体

験をしているのではないかと想像できます。併せて，発言はいかがですか？

「海が迫ってくる」ですか？

そのとおり。「海が迫ってくる」となるとただ事ではない体験ですね。せん妄の場合は，この事例のように，幻視の体験が中心であることが知られています。

幻覚のなかでも幻視なのですね。

≫ せん妄の幻視

せん妄の場合は幻聴もありますが，圧倒的に多いのは幻視の体験です。それも，何か具体的なものが見えているというよりも，視認できる要素，例えば光とか影を見て，それを何かに結びつけることが多いです。病棟でよくあるのが，病室のカーテンの揺れる様子を見て，それを「人影」と判断したりする例でしょうか。この事例のように，床の反射を見て「水面」ととらえることもあります。

関連付けですね。なんとなくわかる気がします。

そのわかる感覚は大事ですね。実際，せん妄の幻視では，知覚の事実（例えば光の反射など）はあるけれども，注意の障害があるために上手く認識できず，別のとらえ方をしてしまって出てくることが多いのです。先ほどの例のほかにも，天井のシミを見て，そこに人の顔をみてしまうことがあります。これはリアルな錯視（パレイドリア）であり，せん妄や認知症（レビー小体型認知症）で観察されます。

症例	75歳，男性，胃がん
既往歴	高血圧，高脂血症
状況	● 3カ月前より食欲不振があり近医消化器内科を受診，GIFを施行したところ，胃上部に腫瘍を指摘され，胃全摘の予定で入院となった。 ● 術後，当日夜に，ボーッとしながら，壁を不思議そうに眺めていた。担当の病棟スタッフが声をかけたところ，「いやぁ，この病院ってすごいですな。壁からウサギが出てきたりしているんです」と話した。

case
8

- 部屋が暗かったので灯りをつけて，少し注意をしながら壁を見るように伝えると，「あれ，不思議だ。ウサギが消えた」と話した。

 case 8 も術後せん妄の幻視です。軽いせん妄の場合，このように注意や集中を向けると幻視が消えることもあります。さて，次の症例です。

case
9

症例	17歳，女性
状況	● 半年前から不登校となり，対応について親が相談をしたいとのことで受診した。

- 本人は問診票をみても，「書いてはいけない」と拒否をした。
- 母親に尋ねると，半年か1年くらい前から学校で悪口を言われるようになり，いじめをきっかけに不登校になったと言う。そのショックから自宅でも口をほとんどきかなくなり，自室に閉じこもっているようになった。ときどきクラスの友人が心配して様子をみに寄ってくれるが，本人は会おうともしないという。
- 本人と母親を診察室に入れた。本人は，挨拶もせず，不思議そうに部屋のなかをぐるりと見たあと，うつむいた。
- こちらから「今日は，学校にいくのがつらいのではないかとお母様が心配されて，一緒にいらしたと聞きましたが，あなたご自身が心配されていたり，困っていることがあれば教えていただけませんか」と声をかけた。本人は，視線をチラッと合わせたものの，すぐに天井や壁など遠くを不思議そうにチラチラとみた。返答はなかった。
- 「何か気になるものがありますか？」と尋ねたところ，「いや……」と応じるものの，またあちこちをチラっと見たり，急に後ろを振り返ったりした。
- 母親は，「家でもこうなのです。学校でいじめられたりしたのか，家でもこんな感じで，急に後ろを振り返ったりして，『誰かが私のことを言っている』っていうのです。」と話した。
- 「誰かがあなたのことをあれこれ言ってくるのですか？」と少し声のトーンを落として尋ねると，本人より「うん……」と小さい返事が返ってきた。
- 「あなたの行動をあれこれ言ってくるのですか？」と追加して確認すると，何か眉をひそめて，会話をするかのようにつぶやき，それから少し遅れて「うん…」とまた返事をした。
- 少しずつ，確認を進めると，学校でクラスの人が自分をずっと見ているような感覚があり，次第に疲れるようになった。学校の行き帰りも，自宅で独りでいても見られている緊張感があり，次第に「〇〇しているよ」と言ってきて，1カ月くらい前からは悪口も言ってくる，ということであった。

 少し長めになりましたが，case 9 はいかがですか？

 これは幻聴ですか？ Part I（p57）で出てきた対話性の幻聴かと思います。

そう，幻聴です。特にこれは統合失調症の初発の診察場面です。

≫ 統合失調症の幻聴

 幻聴って，患者本人が「幻聴が困る」と言ってきたり，家族が「本人幻覚が出ているようです」って言ってくるものではないのですか？

 自分から言ってくれたらよいのですが，実際に患者が初めから違和感を訴えてくることは少ないです。多くは，当初不思議だとは感じるものの，次第に体験に圧倒されていき，その段階を過ぎてから受診に至るケースが多いからだと思われます。

 それでも，家族はおかしいと思わないのですか？

 家族など周囲の人も，患者本人が話していることが本当に起きている，言い換えれば，対人関係の問題としてとらえていることが多いのです。この事例のように，学校や職場であれば，周囲からのいじめを受けていると周囲がとらえていたりします。

 そうすると，幻聴って意外にとらえるのが難しいということですね。本人の体験がわからないなかで，いったい何を目安に幻聴を鑑別に挙げればよいのか……。

 そのとおり。幻聴を聞き出すのは，実はすごく繊細な対応が必要なのです。そのときに役立つのが，観察です。この事例では，

① 天井や壁など，普通であれば特に気にもとめないようなところをあれこれと見ている
（なんらかの視線なり声なりを感じて，目をやっていることを疑わせる動作）
② ときどき眉をひそめる，誰かと会話をするかのようなつぶやき
（独語ともいわれるが，誰かと対話をしているかの様子）
③ 医療者への回答もほかの誰かに気づかれないように小さい声でする
（誰かに聞き取られないように，気配を悟られないようにしているかの様子）

などがありました。このような周囲の気配や視線がないにもかかわらず気にするような動作，何かに反応するかのような仕草が観察できれば，積極的に幻聴を疑うことができます。

 そうか。観察するって，このように"疑う動作"を探すことなのですね。

大事な視点ですね。観察とは単に"見る"ことではなく，積極的に拾い出していく，かかわっていくことです。一方で，医療者が具体的にどのように声をかけるのがよいのか，幻聴について聞き出すのかは別の点でも難しいのです。

別の点というと？

1つは，幻覚は有名な症状ではある一方，統合失調症の診断を確定するために必須ではないという点です。

診断するうえでは絶対に確認しないといけない症状でもないのですね。

もう1つは，統合失調症など，精神病の初期では，幻聴というのは，まだ雑音なのか声なのかよくわからない体験であることが多いといわれます。そのなかで，幻聴について確認することは，本人に苦痛を強いることになったり，「これが声なのか」と本人の表現を固定化させてしまい，かえってその後の体験の確認を難しくすることもあるからです。

それは難題ですね……。どうすればよいのですか？

例えば，本人の反応をみながらニュートラルな姿勢（あまり聞き出そうという姿勢を見せずに）で，「独りでいるはずなのに，誰かが自分のことを話しているような声が聞こえてくるとか，不思議な体験をしたりしますか？」とかをサラッと尋ねてみます。そこで本人が肯定するようであれば，「どのような不思議なことがあったのですか？」と聞いてみて，なるべく本人の言葉で話しやすくなるように促します。ほかにも，「頭のなかが忙しいことがありますか？」とか「頭のなかがザワザワしたりしますか？」などと尋ねる工夫もあります[1]。

へぇ～，幻聴の有無を直接聞かないようにする工夫ですね。

どうしても「幻聴」という言葉がセンセーショナルに聞こえてしまうのですが，本人の体験としては，決して視覚や聴覚だけの体験ではないということに注意し，先ほども話した"繊細な対応"が必要になります。

≫ 幻覚のまとめと注意点

 さて，幻覚というと，通常の診療で出会う事例の多くは，これまで挙げたせん妄と統合失調症が中心になります。

 とすると，幻視があるからせん妄，幻聴があるから統合失調症とシンプルに考えてよいのですか？

 大まかにはそのようにとらえて問題ないです。幻視と幻聴でまとめると以下のようになります。

> 幻視：せん妄などの脳器質的な疾患で多い
>   せん妄：要素性幻視
>   アルコール離脱せん妄や覚醒剤中毒：小動物が這っているなどの幻視
> 幻聴：統合失調症が多い

 幻覚はわりと整理しやすいですね。

 そうですね，幻視や幻聴といった体験からとらえれば，比較的つかみやすい現象です。一方で，臨床で注意したいのは，患者の訴える体験がそもそも幻覚なのかどうかという点です。

 先ほど出てきた錯覚だけではなく？

 はい。錯覚だけではなく，本当にその体験は見えたり，聞こえたりしているのかどうか，それよりも過去の体験がありありとよみがえってきていたり（フラッシュバック）や，自分自身の考え（内声）であったりしないかを意識することが重要です。幻聴と間違えやすい例を挙げておきます。

症例	40歳代，男性，発達障害（ADHD）	case 10
既往歴	高血圧，高脂血症	
状況	● 発達障害の診断にてほかのクリニックに通院中。内服等はしていない。日常生活では仕事が忙しくなると不眠や不安が悪化することがあったものの，概ね落ち着いて過ごしていた。 ● 健診でがんの疑いを指摘され，精密検査などを受けるようになり予定が立てにくくなったことから，落ち着きがなくなり，診察を待つ間にも奇声をあげることがあったため，主治医に勧められ受診となった。	

- 本人は，「頭のなかが騒がしい。頭のなかで太鼓がなったり賑やかになる」，「いろいろな考えが次々に浮かんできて騒々しい。音楽が鳴っていたり，そのときに他人が話していた声が聞こえることもある。自分がしゃべっていたり，しゃべろうとしたことを思い出しながらしゃべっていることもある。そうなると収集がつかなくなって叫ぶ」と言う。

 case 10の患者の場合，「音や声が聞こえる」とは言いますが，過去の体験をリアルに思い出している（場面がよみがえる）ことや，自分の思考が同時並行でいくつも走っている状態を指しています。

 なるほど。「声が聞こえる」からといってみながみな幻聴というわけではないのですね。

 そうですね，「声が聞こえる」と言われると驚いてしまうかもしれません。しかし，いろいろな体験を含んでいますので，具体的に聞き出すことが大事です。特に統合失調症との違いを意識するとしたら，「幻聴」の性質を押さえておくことは鑑別に役立ちます。

 性質の違いを見抜くコツはありますか？

 統合失調症では，自分のことなのに自分よりも先に他人が察知したり，話したりするという点に特徴があります。言い換えれば，「自分がまだ行動していない，動こうと思っただけなのに周囲の人がすでに知っている」，すなわち先回りしているような，あたかも自分の思考が伝わっている（思考伝播）かのような体験です。

　いかがでしたでしょうか。幻聴と一言でまとめがちですが，その裏に幅広い体験があることを感じられたのではないかと思います。

大事なまとめ	
	● 錯覚との違いを見抜くためには本人の報告だけでなく，様子を観察する必要がある。
	● 幻覚と同様に，幻聴を聞き出す際にも様子を観察し，繊細に対応する。
	● 幻覚の性質をよく押さえ，そもそも幻覚なのかを鑑別する。

文献
1) 中井久夫：最終講義　分裂病私見. みすず書房，東京，1998.

4 妄想

前項の幻覚に続いて，妄想についてみていきましょう。妄想は幻覚とまったく別に出現することもあれば，幻覚による体験につられる形で出てくることもあります。それぞれの特徴をとらえることが大事です。

≫ 妄想とは

 妄想も普段の生活のなかでよく使う言葉です。ドラマや漫画のセリフでも「お前の言っていることは妄想に過ぎない」とか，いろいろと出てきますね。この「妄想」とはどのような状況を指しますか？

 妄想は，事実とは違った考えや思い込みという感じかと思います。

 そうですね，普段の日常生活では，妄想とは，「誤った考え」や「想像」，言い換えれば根拠のない考えや判断の意味合いで使われます。もともとの日本語には，仏教用語で「妄想（もうぞう）」という言葉があり，「みだらな思い」や「迷い」を意味していたといいます[1]。精神医学で使う場合はどうでしょうか？ 日常生活と比較して，使う場面にはどのような違いがありますか？

 日常生活との精神科の臨床の違いですか？ そうですね，疾患が絡むところでしょうか？

 そのとおり。精神科の臨床では，特に疾患や障害を判断するなかで使われます。そのため，「誤った考え」という点では共通ですが，特に異常な，言い換えれば「病的」な，誤った考え・判断を指すことになります。まだ正確に定義をするのは難しいものの，一般的には以下の3点がポイントになります。

妄想とは
① 本人と関係している事柄
② 本人が確信をもっている（絶対的な確信）
③ 訂正不可能。不都合な事実を示されても決して確信はゆるがない

「病的」というのは，明らかにおかしい，通常では考えられないような内容であっても，本人が確信をもっている，ということですか？

そうです。そのズレが大きい，通常では考えられないような内容であっても，本人が確信をもっている，その程度が甚だしいということになります。また，臨床で対応を考えていくうえでは，その症状（ズレの大きさ）とともに，社会生活や人間関係に与える影響が大きい，さらに言えばその人の社会生活を破壊してしまうという面も考える必要があります。

なるほど。

では，その程度が甚だしい，尋常ではないというのは，どのように判断しましょうか？

それは「普通」からどのくらい逸脱しているかから判断するしか……。

妄想かどうかを判断するのは，その人の話を聞き，自分をその人の立場に置いたとして，その内容や判断をこちらが追って体験できるか，確認できるかどうかが鍵になります。もし聞いた内容から本人の体験がわかり，"その体験を踏まえればこのように判断するのももっともである"と納得できるのであれば「了解可能」と考えることができます。

話を確認して合点がいくかですね。

逆に，本人の体験を詳しく聞いたとしても，その体験からはとても追体験を導くことはできない，つまり

- ・納得できない
- ・論理に飛躍がある
- ・因果関係を追うことができない

と判断せざるをえないのであれば，これは「了解できない」，「了解が困難である」と判断し，病的な，なんらかの問題があると疑うことになります。

本人の考え方を一般的な論理的思考の流れで追うことができないということですね。

そうです。より専門的には，このように因果関係を追うことができず，どうしてそのような判断をしたのか通常の論理では追うことができないものを1次妄想と言ったりもします。1次妄想は統合失調症や精神病性のうつ病で現れる妄想で，もっとも"精神科的なもの"と言えるかもしれません。

妄想の理解という点では納得しましたが，一方で症状の評価としてはなんだか頼りないようにも思います。どうしても医学的な評価というと検査による客観的なものというイメージが強いので。

そうですね。妄想の判断が，他人が追って体験して納得できるかどうか，というと，客観性が担保されるのか心配になりますね。

はい。

これは，さまざまな精神症状のなかでも，妄想は人間でなければ出せない症状，すなわち動物実験で再現できない症状だからと言えるかもしれません。

そうか。妄想を話したり，他の個体に対して「これは妄想をもっている」と指摘できる動物はないですよね。

ほかの動物の体験を追うことができるようになれば変わるかもしれませんが，今のところ動物の思考や判断を動物実験で確認する方法はありません。例えば，うつ病のモデル動物であったり，不安や興奮などの情動反応や意識障害のモデルは作られています。しかし，妄想を観察できるモデルはまだありません。妄想というのは，ある程度の思考や判断力をもたないと出てこないものかもしれません。

人間らしい体験ということですね。

実際に，ヒトでも妄想がはっきりと認められるようになるのは中学生に入るくらいからだといわれています。一方，幻覚は2，3歳くらいから出てきます。幼児が発熱したときにしばしば幻視を訴える（侍が枕元に来たとか，せん妄の要素性幻視に近い）ことを考えると，妄想はある程度脳機能が構築され，思考・判断能力が形成されたうえで出てくる体験なのかもしれません。

精神症状というと，動物的で誰でももつものととらえていましたが，そうでもないのですね。

妄想は，「幻覚・妄想」のように，しばしば幻覚とセットで議論されます。セットにされる理由は，どちらも統合失調症に代表される精神病状態の主要な症状という側面があるからです。しかし，セットで議論されるからといって，常に幻覚と妄想が両者ともあるというわけではありません。それぞれ別に評価を進めていくことが大事です。

≫ 1次妄想と2次妄想

1次妄想ということは，2次妄想もあるのですか？

そのとおりです。ここでの1次，2次は，それぞれ，

- ・1次…なんらかのきっかけがなく出てくる
- ・2次…なんらかのきっかけがあり，その結果として（2次的に）生じる

という意味合いでとらえてください。

ということは，2次性の妄想というのは"本人の状況を考えれば，結果的にそのように判断するのも了解できる妄想"ということですか？

そうです，患者の状況を考えれば，"このようにとらえてもおかしくない""このように判断するのももっともである"という内容になります。具体的には，うつ病のときの妄想で，抑うつ気分に引っ張られて，自分のことを必要以上に悪く思う内容の判断をいいます。

≫ 妄想は揺らぐのか（抗精神病薬の治療効果とは？）

感覚としてよくわからないのですが，妄想を絶対的に確信することってあるのですか？ 普段の生活で，ほかと整合性が取れないことが続けば，普通は揺らぐと思うのです。

確かに，「ありえないこと」を信じているから妄想と言えるのですが，当然患者の信じ方にも程度があります。例えば，せん妄でも妄想に近い内容を訴えることがありますが（厳密にはせん妄の際に生じる症状は2次妄想に近いことが多い），せん妄が改善するにつれて，「なぜ疑いもしないでそ

のように思っていたのか，自分自身でもわからない」と言うことがあります。1つ症例を挙げます。

症例	40歳代，女性，統合失調症	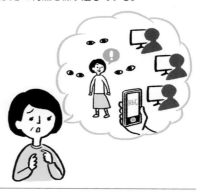
状況	● 大学を卒業後，企業に事務職として就職した。就職半年ほどした頃に対人関係に悩むことがあり，次第に職場で自分の噂をしている声が聞こえるなどの訴えとともに不眠，緊張が続き，精神科クリニックを受診。統合失調症の診断を受け通院加療を受けている。 ● 3年に1回ほど，体調の崩れから幻聴，被害妄想の再燃を繰り返している。 ● 2カ月前に引っ越しをし，その片付けで睡眠時間を削って作業をしていたところ，2週間前より，マンションの下を通る小学生の声が異様に気になるようになった。次第に，小学生が自分の悪口を言っている，テレビのニュースが「まだ作業ができていない」と放送していると訴えるようになったと言い，心配した夫に連れられて来院した。 ● 診察時には，「周りの人がまた私を監視する」，「家でもずっと見ていて，インターネットに流されている」など妄想を疑う発言が続いていた。	

case 11

　case 11は典型的な統合失調症が再燃した場合の例です。

　「監視されている」や「インターネットに流されている」というのが妄想ですか？

　はい。特にこの事例のように，周囲の人（周囲に人がいない場合でも）が自分をずっと見張っている，監視しているという確信をもつ場合を妄想のなかでも注察妄想とよびます。この方の場合，過去の病状と同様の訴えが出てきたことから，統合失調症の再燃と判断し，症状の改善を目指して抗精神病薬を再開しました。同症例のその後をみてみましょう。

case 11 の追加

状況 （その後）	● 1週間後の再診では，眠れるようにはなったものの，「中継は続いている」など注察妄想が続いていた。 ● 2週間後には，「まだ気になるけれども，以前ほどではない」とやや薄らぐようになった。 ● 4週間後には，「ずいぶんと静かになった。夕方に気になることはあるが，偶然かもしれないと思うようになった」と話し，「1カ月前は，何か自分が変だった。どうしてあれほど気にしていたのか，自分でもよくわからない」と言った。

抗精神病薬の治療が効いてくると，1，2週のうちに不眠が改善し，不安が緩和されるとともに，妄想の確信の度合いが次第に下がっていきます。併せて，自分の病状に対する検討が進み，病識も回復していきます。

精神科の治療はイメージがつかなかったのですが，このように妄想も少しずつ消えていくのですね。

はい。不思議なのですが，一見頑固で，いくら説得をしてもどうにもならずに家族も辟易としていた妄想も，数日であっという間に消えることもあります。周囲もびっくりするくらいにです。

≫ 妄想はどのように出てくる？

妄想ってどのような機序で出てくるのですか？

妄想は合理的には考えられない，論理的に追えないような判断ではありますが，その論理の飛躍がどこで生じるのか，そのメカニズムによって2つに分けることができます。① 妄想知覚と② 妄想着想です。

① 妄想知覚：何かを実際に見聞き（知覚する）し，それに論理的に追えないような意味を付ける

（例）20歳代，女性，統合失調症
　「ここに来る途中で，車が2台脇を通ったのです。どちらの車もナンバーの下1桁が3でした。これは私を追っている人の間の暗号なのです。私にはわかるんです。」

どうでしょうか？ ふと見たもの，聞いたものを解釈するのですが，その解釈が了解できない（合理的にはとても納得のいかない）解釈がなされています。

② 妄想着想：見聞きすることとは関係なく，突然論理的に追えないような考えや判断が浮かぶ

（例）20歳代，男性，統合失調症
　「ずっと出られなくて（不登校になって）つらい日を送っていたら，ある日急に悟ったんです。僕はイエス・キリストの生まれ変わりで，仏陀なんです」。

≫ 妄想をどのように評価する?

 それでは，臨床で妄想を体験している患者をみた場合に，妄想をどのように評価していくのかをみていきましょう。

 妄想って評価できるのですか? 先ほど客観性の話も出ましたが，もともと本人以外に了解できないものなのに判断できるのですか?

 妄想は突飛なもので，論理を超えた解釈だから，千差万別で判断できないのではと想像されがちなのですが，ある程度パターンがあるのです。その点でいけば，やはり疾患としてある程度の限界があるということです。かつて，精神病は自由の象徴のようにとらえるような論調がありましたけれども，あいにく自由ではないのです。

 思い出しました。疾患としての体験には残念ながらパターンがあるというお話でしたね（1章 知覚・思考障害を評価する，p50）。疾患を鑑別する立場でいえば，パターンがあるのは助かる面がありますね。

 そうです。妄想はパターンを知っておくことが精神症状を鑑別するうえで役立ちます。具体的に次の3つのパターンに分けられるといわれます（表1）。

表1 妄想のパターン

パターン	内容	種類
被害妄想	他の人や組織から悪意を感じ取り，被害を受けている	注察妄想 被毒妄想 嫉妬妄想
微小妄想	客観的事実とかけ離れる，極端に低い自己評価	貧困妄想 罪業妄想 心気妄想 虚無妄想 不死妄想
誇大妄想	自己を過大に評価する	宗教妄想 血統妄想 発明妄想

それぞれのパターンについて症例を交えながらみていきましょう。

》被害妄想

 1つ目のパターンは被害妄想です。

case
12

症例	20 歳代，女性，統合失調症
状況	● 大学生。入学して半年ほど経った頃から，なんとなく周囲から見張られている感じが出てきた。最初は講義中だけであったが，次第に自室でも感じるようになり，部屋のカーテンを常に閉めるようになった。外出すると，電車の中では車内の人の視線がきつく，帽子を深めにかぶり，ヘッドホンをつけて「噂話」を聞かないようにしながら耐えているという。 ● 登校できなくなったことをきっかけに両親とともに受診となった。 ● 診察の際に教室での体験を尋ねると，周囲の人がいろいろとサインを送り合っているという。最初は不思議に思っていたが，一緒に声を上げたり，外から光や電波を自分に当てるタイミングを調整しているのだとわかったとのことであった。

 これは本当に不思議な体験ですね。どうしてこのようにとらえるのかわからないです。

 確かに不思議なのですが，妄想のなかで最も多いのがこの被害妄想です。本人も非常につらく，不安と恐怖で圧倒されます。この事例が典型的ですが，統合失調症では被害妄想の背景に周囲の人が自分を見ている，監視しているという確信をもつ注察妄想があることが多いです。

》微小妄想

 2つ目のパターンは微小妄想です。微小妄想は，主にうつ病に伴って現れる妄想です。

 うつ病でも妄想が出るのですか？

 はい，妄想というと，統合失調症の特徴のように思われますが，決して統合失調症だけではありません。通常の診療のなかでは，統合失調症とうつ病が中心になります。

「怒り」もそうでしたが，うつ病も気持ちの落ち込み以外にいろいろな症状が出ますね。

精神症状の階層構造を思い出してもらうとよいと思います。意識の次に気分の項目があり，その次が思考でした。つまり，

気分・情動が障害される→その上に乗っている思考も障害される

のです。

そうだ。気分の上に思考が乗っていました。

そうですね。うつ病でも重症の場合に現れてくるのがこの微小妄想です。客観的な事実とかけ離れるほど極端に自己評価が下がるのが特徴です。しばしば出てくるのが，

・罪業妄想…自分は世の中のルールに反したことをしてしまった。周りにひどい迷惑をかけてしまった
・貧困妄想…自分が貧乏で借金まみれで，落ちぶれてしまった

です。

そういえば，うつ病では周りに迷惑をかけていると悩むというのがあったような。

そのとおり，「周りに迷惑をかけている」ことを気にします。しかし，妄想となると，そのレベルが極端になります。

case
13

症例	60歳代，女性
状況	● 40歳代よりときどき抑うつのエピソードを繰り返していた。
	● 3カ月前に，脳梗塞で入院していた義母の退院をきっかけに，介護の負担が増した。昼夜を問わずに介護を続けていたところ，1カ月前より中途覚醒，不眠が強くなった。倦怠感も増し，食事も摂りづらくなった。「世話をしなければ」と焦る一方，身体が動かなくなった。
	● 「自分は周りの人に迷惑をかけている」，「死んでお詫びしなければならない」と，ネクタイを首に回し，自分で縛ろうとしているところを家族が発見して救急搬送となった。

確かに，迷惑をかけているという感覚はわかりますが，「死んでお詫びする」

になると……。極端なのですね。

 そうですね。罪業妄想はまだ通常の心理に近いですが，貧困妄想になると，より病的な色を帯びるかと思います。次の症例はいかがですか。

case 14

症例	60 歳代，女性
状況	● 1 年前に夫ががんに罹患，進行期での発見であったため，抗がん薬治療を行うも効果は乏しく，6 カ月前に積極的な治療を中止し，在宅緩和ケアに移行した。3 カ月間，独りで介護を行い，3 カ月前に自宅で夫を看取った。 ● 葬儀などを一通り終えた頃より，急にだるさとともに得体の知れない不安感，焦燥感が出現した。娘が様子をみていたが，普段の生活もままならない状態になったことから受診した。 ● 本人に，心配事を尋ねると，「夫に十分な世話をすることができなくて迷惑をかけた」と言うとともに，「お金もなくなってしまった。自分は借金まみれだ」という。娘が，「家でもずっとこのようなことを言い続けているのです。借金なんかないよ。お父さんがしっかり残してくれたじゃない。通帳を見てみなさいよ，ほら」と預金通帳を見せるも，本人は，「これはうそだ。この数字は私の借金なんだ」と言う。

 預金の数字を見てもそれが借金と思うとなると，普通ではないですね。

 続けて，関連する心気妄想もみましょうか。心気妄想は，自分が病気にかかっているという確信をもつ場合です。

 出てきてもおかしくはないと思いますが，でも単に体調が悪いだけの状態と区別はつくのでしょうか。

 心配になりますよね。例えば，がんの罹患のあとに，ちょっとした痛みでも「がんが再発したのでは」と悪くとらえることはありますが，この病的な妄想では，そういったレベルではありません。以下は先ほどのcase 14の続きです。

case 14 の追加

状況 （続き）	● 抗うつ薬を開始しても症状の改善が乏しいため，入院となった。 ● 入院後も病棟の中をうろうろとさまよい，独り言をつぶやいている。 「内臓が腐ってしまった」とか，繰り返し便秘について看護師に訴えた。 ● 便秘を気にするので下剤を処方するが，便が出ると今度は「お腹の中のものが全部出てしまい，空っぽになってしまった」（虚無妄想の 1 つ）ともいえる。さらには，「自分は死んでも死ねなくなってしまった」とも語りはじめた。

どうですか？ これは重度のうつ状態であるコタール症候群になります。一般的にうつ状態というと，気持ちが落ちこむというイメージですが，その本態は虚無感で，何かを見たり聞いたりしても感情が動かないところにあります。うつ病も，重度になると了解できないレベル（病的なレベル）の妄想がみえてくるのです。

≫ 誇大妄想

　3つ目として誇大妄想のパターンにも簡単に触れておきます。誇大妄想は，自分を過大に評価する妄想です。多くは統合失調症や躁病に関連して生じます。先ほど妄想着想（統合失調症）で挙げた「自分は仏陀なんです」の例が該当し，これは妄想のパターンでいうと宗教妄想と考えられます。また，躁病の場合には，「自分はものすごい発明をした」と思い込み，周囲が止めるのも聞かずにあちこちに売り込みに行き，断られて怒りだしてトラブルになるなどがあります。これは発明妄想とよばれるものになります。

≫ 妄想の聞き出し方

ここまで主要な妄想についてみてきました。妄想の内容は多種多様に思えるものの，実はかなり限られた傾向に絞られることが改めて確認できたかと思います。

確かに妄想も疾患の症状の1つであり，パターンを押さえておくことの重要性がわかりました。聞き出せれば鑑別はできそうです。ただ，本当に聞き出せるのかが不安です。

幻覚と同様に，妄想もどのように扱えばいいのか不安になりますね。では，最後に，実臨床では妄想をどのように聞き出すのか，注意点をみていきましょう。まず大事なこととして，患者にとっても妄想は話しにくいという点を押さえます。

話しにくいのですか？ 困っている症状なのに？

はい。確かに確信を持っている思考（考え）や判断ではあります。しかし，多くの場合は，診察までの間にずっと否定されてきたり，家族からも責められるなど，つらい体験をしてきていることがあります。

ああ，なるほど。

 さらに，自分の思考や判断というものは，だれもがうまく言葉にしにくい点がありますよね。考えを言葉にしてみると，言葉が足りなかったり，考えとうまく合わないなど。

 たとえ疾患がなくてもそういうことがありますね。

 確かに体験はしている，判断していることがあるとしても，それに合う言葉がない。それを恐る恐る探しているととらえるのがよいかもしれません。いずれにせよ，患者が自分からスラスラと話してくれるものではないと認識しておくことが重要です。

 そうすると，具体的にどう切り出すのがよいですか？

 例えば，「このように疲れたり，緊張したりされていると，なかには○○のように思って，びっくりしたり，辛くなる方もいるのですが，□□さんはどうですか？」，「周りの人のことが気になったりしませんか？」と少し婉曲的に表現したり，一般化してお話すると，ホッとしてもらえることが多いように思います。

 幻覚と同じように，はじめから直接的に聞き出そうとしない姿勢がよいのですね。

 はい。もちろん誘導的にならないよう，できるだけ自ら話してもらうのがよいですが，本人に語ってもらうには先に信頼関係を築く必要があるので，かなりの時間を要するのも事実です。多くの場合，先ほどお話ししたとおりおおまかに聞き出し，患者の答えを慎重に吟味していく方法がとられます。

大事な まとめ 	● 妄想かどうかを判断するには，その人の話を聞き，追体験でき，その人の判断がもっともなものであるかどうかが基準になる。 ● 妄想にはパターンが存在し，そのパターンが疾患と症状鑑別の目安となる。 ● 妄想については患者も話しにくい。自ら語ってもらうには工夫が必要となる。

Part II 臨床での病態の鑑別とかかわり方

文献

1）原田憲一：精神症状の把握と理解．中山書店，東京，2008.

5 元気がない，動かない

　前項の幻覚や妄想など，精神症状のなかでも"出てくると目立つけれどもどのように評価をしたらよいかわかりにくいもの"を検討してきました。本項は，よく見かける"元気がない，動かない"という症状を取り上げます。

≫ 鑑別の流れ

case
15

症例	81歳，女性
状況	● 独居。風邪をこじらせて肺炎になり入院をした。抗菌薬が奏効し，肺炎は落ち着き，解熱したものの，その後に元気がない様子が続いている。
	● 1日中ベッドで横になっていて，日中もほとんどうつらうつらとして過ごしている。食事の摂取はむらがあり，平均2〜3割程度であった。
	● 病棟スタッフが声をかけると目を開けるが，何か尋ねてもうなずく程度であり，また寝始めるという状況が続いた。
	● この2日くらいトイレに行くのもしんどいのか，失禁もしている。しかし，ナースコールを押してくることもないので，病棟スタッフも本人は特に困っていないのかなと思っている。
	● 担当医も病棟スタッフもそろそろ肺炎も落ち着いてきたので家に帰したいと思っているが，活気がなく，食事も十分に摂れていないことが気になってきた。トイレに行かないなどADLも落ちてきており，このまま家に戻っても生活できるのかどうか，ひょっとしたら「うつ病」かもと話している……。

case 15はいかがですか？

高齢者が多く入院している病棟では結構みるパターンかと思いました。なかなか元気にならなくて。

活気がない，けれども本人から訴えてこないので，「患者は困っていないかもしれない」と思って様子をみることになりがちですね。

そうなんですよね。声かけしたほうがよいのかどうか，迷いながらみていたりします。

確かに迷いますね。それでは，この症例を評価するところから始めてみましょう。まず，どのあたりが気になりますか？

 まず，元気がないので，これは「うつっぽい」ととらえるかと。

 なるほど，観察していて最初に気づくのは"動かない"ですからね。ほかにはいかがですか？

 失禁もしているし，セルフケアができないから認知症かな？とか。

 ああ，そちらもありますね。

 でも，アセスメントをしようとしても，何をみてよいのかわからないです。

 まず気になる点を挙げてもらいました。そうすると，

① 動かないこと→うつっぽい
② 失禁→認知症かも

という点が精神症状の観察で気になった，そしてひらめいた点になりますか？

 はい。

 「精神症状を観察する」となると，何に注目をすればよいのか迷うのももっともです。幻覚とか妄想とか，明らかに普段とは異質なものがあれば，その尋ね方に戸惑うことはあるとしても，その先の鑑別はわかりやすいと言えますからね。

 そうなんです。「動かない」ことを観察して鑑別しなさいと言われても，何をどうみてよいのか。

 そんな風に困ったときに思い出していただきたいのがこれまで触れてきた"精神症状の構造"です。最初に評価をするのは何でしたか？

 最初は「意識障害」，「せん妄」でした。

 そうですね。精神症状の評価は，常に意識障害，せん妄の鑑別から入るのでしたね。そしてせん妄の診断のポイントは何でしたでしょうか？

注意の障害でした。

 そうです。せん妄の診断のポイントは注意の障害です。注目するのは「つじつまが合わない発言」や「まとまりのない行動」でしたね。

 確かに「注意が続かない」ことがありましたが，この症例ではどのように出ているのでしょうか？トンチンカンなやりとりはないようですが。

 「注意の障害」は，やりとりが成立すればトンチンカンなやりとりになります。しかし仮に，もっと「注意の障害」がひどくなるとどうなると思いますか？

 注意の障害が強くなると，ですか？う～ん，やりとり自体も減るのですか？

 そのとおり，注意の障害が強くなっていくと，「つじつまが合わない」→「そもそもやりとりが減っていく」ことになります。そうなると，この症例のように，

・ずっとうつらうつらと寝ているようにみえる
・声をかけても視線があわない，応答がない
・さらに進むと失禁等も出てくる

ことになります。さらに整理をするとこのようになります。

case 15 の着眼のポイント（せん妄の鑑別）
・注意の障害が強くなると，会話のやりとりも減り，うつらうつら寝ているようにみえる。
・声をかけても視線が合わない，などコンタクトが難しくなる点で注意の障害を捕まえることができる。

また，失禁など，今までにはないADLの低下があることも，ただ寝ているだけではないことがうかがえます。case 15はせん妄ですね。

≫ 認知症

 続けて鑑別の流れを進めていきます。次の鑑別は認知症です。case 16をみてみましょう。

症例	80歳代，女性
状況	● 独居。風邪をこじらせて肺炎になり入院をした。抗菌薬が奏効し，肺炎は落ち着き，解熱したものの，その後に元気がない様子が続いている。 ● 一日中ベッドで横になっていて，日中も寝ていることが多い。食事はセッティングをして，促すと食べるが，声をかけないとトレイをボーッと見続けていたり，同室の患者が話しているほうを見ていたりする。 ● 病棟スタッフが声をかけると話すものの，周囲に関心を向けることは少なく，静かに座ったままで過ごしている。 ● この2日くらいトイレに行こうとするが，間に合わずに漏らしてしまうことが続いている。失敗してもどうしてよいかわからず，パンツをそのまま廊下のまん中に置いたりしている。その姿をみて病棟スタッフはどうしたものかと戸惑っている。 ● 担当医も病棟スタッフもそろそろ肺炎も落ち着いてきたので家に帰したいと思っているが，関心がない様子である。食事も十分に摂れていないことが気になってきた。

これも先ほどと似たような症例でうつっぽいですが，あちこち違う点がありますね。

はい。せん妄と認知症の違いをみてもらいたいと思い，次に挙げてみました。どうでしょう。パッとみて，せん妄を除外し，認知症らしいところを拾い上げてみてください。

まずはせん妄の除外ですね。鑑別のポイントからいけば，つじつまが合わないとかを確認していくのですか？

よい点を挙げていただきました。そのとおり，せん妄を除外するために最初に観察をするのは，

① 注意の障害：つじつまが合わない
② 睡眠覚醒リズムの障害

でしたね。今回は，声をかけると会話への関心はもってもらえる，少なくとも会話が成立しないということはない，ということがうかがえます。これと併せて，夜に寝て，昼間起きるリズムが安定していれば，細かい変化はともかく，積極的にせん妄を疑う要素はないといえそうです。

では，せん妄を除外したうえで，認知機能が低下しているかも，というのはどのように判断するのですか？

気になりますよね。認知症（総称）というと，どのような支障が出てくる

のでしたでしょうか？

 認知症だともの忘れがあって……。

 認知症＝もの忘れ（記憶障害）というイメージが強いですよね。しかし，認知症というのは，記憶障害（特に近時記憶障害）だけではなくほかにもいくつか困りごとや支障をきたすのです（図1）。

認知症の診断基準（DSM-5）

認知機能障害の存在

複雑性注意：気が散りやすい，業務の誤りが多くなる

言語：あれ・それが多くなる，物の名前が出てこない

実行機能：計画や段取りを立てられない

知覚-運動：やり慣れていることがしにくくなる，道に迷う

学習・記憶障害：予定を思い出せない，作業をするための手がかりを多く必要とする

社会的認知：家族や周りの人への気遣いがなくなる，顔の表情を読む

IADL の障害（1人暮らしに支援が必要） → （複雑な手段的日常生活動作に援助が必要）社会生活・対人関係に支障をきたしている

せん妄はない（意識障害は除外される） ← せん妄を除外

うつ病やほかの器質疾患はない

↓

認知症

図1 認知症の診断と関連する障害

 特に，臨床場面において問題になる，説明が理解できなくなるとか，セルフケアが難しくなるなど，鑑別や治療を進めるうえでの問題は，記憶障害よりも実行機能の障害が大きくなります。

 実行機能ですか？

 はい。実行機能というのは，段取りを組む力で，何か新しいことや複雑なことに合わせていく能力の基本になります。この実行機能が落ちると，身の回りのことをこなすのが難しくなります。例えば，この症例では，

> ① トイレに行こうとするが，間に合わずに漏らしてしまう
> ② 失敗してもどうしてよいかわからず，パンツをそのまま廊下のまん中に置いたりしている

といったあたりの様子をみると，周りに合わせることが難しくなっているのかなと疑うことができます。併せて，認知症でほぼ全例に伴うものに，アパシー（無気力，発動性の低下）があります。言い換えれば，周囲のことに関心が向かなくなるのです。

そうなんですか。認知症というと，徘徊とかケアへの拒否とか，どちらかというと落ち着かなくなるイメージでした。

そうですね。BPSDというとケアへの抵抗のイメージが強いのですが，関心がなくなる，無気力になるというみえにくい症状が一番多いのです。この事例でいけば，

> ③ 食事はセッティングをして，促すと食べるが，声をかけないとトレイをボーッと見続けていたり，同室の患者が話しているほうを見ていたりする。
> ④ 病棟スタッフが声をかけると話すものの，周囲に関心を向けることは少なく

というあたりで疑います。

なるほど，"動かない"という状態をみたときに，うまく調整できないところを見つけることができれば，認知症を疑うきっかけになるのですね。

case 16 のポイント（認知症の鑑別）
やりとりは合うものの，関心がなかったり，何かしようとすると上手く合わせられないで戸惑う様子を見つけることができれば，認知症を疑う

》うつ

続けて，「うつ」の話が出ましたので，そこをとっかかりに進めてみましょうか。「うつっぽいかな？」と気になったということですが，どのような兆しがあれば「うつ」と判断しますか？

うつといえば，うつの気分でしょうか？

はい，うつといえば，まず挙がるのが抑うつ気分の自覚ですね。抑うつ気分は日常の言葉でも使われますが，憂うつ感を中心として，以下のよ

うな気分の訴えが出てきます。

> 抑うつ気分の訴え
> ・憂うつ感：気分が落ちこむ，憂うつだ，滅入る
> ・寂寥感（せきりょうかん）：さみしい
> ・孤独感
> ・希望のなさ
> ・厭世観：生きていく張り合いがない

実際にうつ病の症例を並べてみましょう。

case
17

症例	60 歳代，女性
状況	● 独居。数カ月前から不眠や倦怠感が出現し，元気がない様子が続いている。 ● だるいので一日中ベッドで横になっていることが多いが，横になっても眠ることはできず，悶々としている。食欲もなく，ため息をつきながらいつもの半分程度をやっと食べている。空腹を感じることはなく，食べたとしても「おいしくない」，「砂を噛むようだ」という。食欲不振のほか，頭痛，息苦しさなども現れてきたため，精査のために入院となった。 ● 病棟スタッフが声をかけると話すものの，ボソボソと小さい声で返答する。表情は固く，うっとうしそうな様子で，頭痛や便秘などを繰り返し訴える。動きは全体的にゆっくりとしている。 ● 検査の結果は特に身体的な問題は認めないとのことだったが，本人としては納得がいっていない。「こんなに調子が悪いのに」と繰り返し話す。「検査結果は問題ない」ことを伝えて安心してもよいことを説明するも，「そのようなことはない」，「もうどうにもならない」，「治らない病気にかかってしまった」と繰り返す。 ● 繰り返し説明し，説得をするも納得しないその姿をみて病棟スタッフはどうしたものかと戸惑っている。 ● 担当医も病棟スタッフもそろそろ家に帰したいと思っているが，本人はますます悪くなっていると言う。

 case 17はいかがですか。「うつ」の気分が確認できますか？

 抑うつ気分かな，と思うところは，

・表情は固く，うっとうしそうな様子で，頭痛や便秘などを繰り返し訴える

といった様子でしょうか。

 そのとおり，「うっとうしそうな様子」とか「ため息をつきながら」のあたりで抑うつ気分はうかがうことができます。抑うつ気分があると，うっとう

124

しそうな表情をして，元気がなくなります。思考と併せて行動もブレーキがかかります（抑制がかかるという）。行動抑制・行動制止とは，おっくうで動けなくなり，活動が減る状態を指します。例えば，日常生活では，外に出たがらなくなり，家でうつうつと過ごしている状態になります。ここでは，表情が乏しいのと併せて，行動が全般にのろく，不活発なところがその現れです。

なるほど。

併せて，うつ病にはほかにも症状がありますので，表1でみていきましょう。

表1 うつ病の症状

中核症状	関連症状
・哀しみや落ち込んだ気分の持続 　and / or 　興味・関心の喪失	・睡眠障害（典型的には中途覚醒，早期覚醒） ・食欲減少，体重減少 ・疲労感，エネルギーの喪失 ・焦燥感あるいは運動静止 ・集中力の低下，決断困難 ・自己効力感の喪失，自責感 ・希死念慮，自殺企図

うつ病には，「抑うつ気分」という中核症状のほかに，身体症状（自律神経症状）や認知の変化（自責念慮）などが出てきます。

ほかの症状もあるのですね。

はい。特に身体治療の場面では患者の関心も身体症状に向きがちです。抑うつ気分よりも身体症状のほうがとらえやすいことも多いです。特に，

・不眠（中途覚醒，熟眠感がない）
・食欲不振（食欲低下と併せて味覚障害が伴う。食べてもおいしくないという訴え方）
・不安を伴うことも多く，動悸や呼吸困難，胸部の圧迫感などがある
・倦怠感（朝の調子が一番悪く，夕方になると軽くなることが教科書的に知られるが，実際には1日通して悪い人もいる）

あたりは目立つ点です。また，認知の面でも変化が生じ，すべてが悪い方向にとらえがちです。ここでも

- 「そのようなことはない」、「もうどうにもならない」、「治らない病気にかかってしまった」と繰り返す。

というのがありましたね。「治らない病気にかかってしまった」、「何をやっても悪い方向に向かう」といった認識があり、かつ修正がきかないことが多いです。

≫ 3D

 ここで「精神症状」を一度整理してみましょう。「3D」は知っていますか？

 3次元ですかね。

 違います。

　高齢者の入院が増加するにつれて問題になってきているのが、身体疾患に合併する精神症状への対応です。とくに入院患者において、俗に 3D といわれるせん妄（delirium）、うつ病（depression）、認知症（dementia）があります。図 2 は各精神症状の合併割合です。

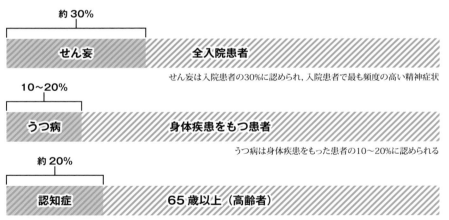

図2 精神症状の合併割合

　せん妄、うつ病、認知症どれをとっても頻度は高く、当たり前のように目にされていると思います。この 3 疾患を鑑別し、アセスメントをし、適切なケアを提供することが重要なのですが、あいにく臨床現場ではしばしば混乱がみられま

す。混乱する理由は，これらを鑑別したりアセスメントするために必要な観察ポイントがわかりにくいことと，この3疾患がお互いに合併することにあります。

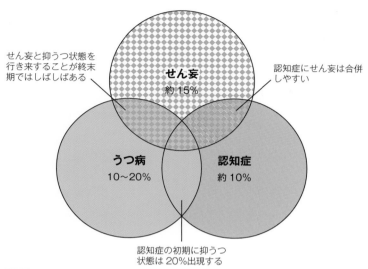

せん妄と抑うつ状態を行き来することが終末期ではしばしばある

認知症にせん妄は合併しやすい

認知症の初期に抑うつ状態は20%出現する

図3 せん妄，認知症，うつ病の関係

 これらを見分けるためにも，ぜひ精神症状の構造をおさえた評価，症状のみかたを確認してほしいと思います（表2）。

表2 症状を問題種別におきかえた精神症状のみかた

	脳が働ける状態か	能力の問題	意味づけの問題	コーピングの問題	例
意識の障害	×	―	―	―	せん妄
知能の問題	○	×	―	―	認知症
気分の問題	○	○	×	―	うつ病
心理的問題	○	○	○	×	適応障害

≫NCSE（非けいれん性てんかん重積状態）にも注意

 実はこれで"動かない"が終わりではないのです。

 え，せん妄，認知症，うつ病のほかにもあるということですか？

はい。もう1つ臨床で知っておきたい疾患があります。

	case 18

症例	70歳，女性，乳がん，多発脳転移・がん性髄膜炎
状況	●上記診断で，抗がん治療を続けていたが，多発リンパ節転移から胸水貯留・腹水貯留が著明となったため緩和ケアへ移行となった。骨転移による疼痛に対してコントロール目的で入院した。 ●3日前より傾眠傾向が出現し，動かなくなってきた。病棟では，病状が悪化したためか，オピオイドの過量投与が原因ではないかと考えている。様子をみると，傾眠時にときどきパッと開眼し疎通を取ることができる時間が数分あると思うと，また傾眠に入ることを繰り返していた。傾眠時もよくよくみると，眼振と左顔面に軽い律動的なピクつきが出たり，もぐもぐと口を動かす動作がみられている。 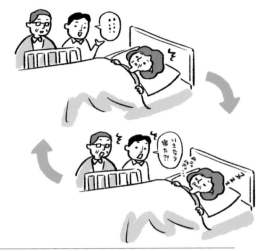

case 18はいかがですか。

今までみたことのない事例ですね。ときどき覚めるけれども傾眠が続いているというと，これは意識障害でしょうか？

そのとおり，これは意識障害の症例です。意識障害というとせん妄が代表例になりますが，せん妄との違いはわかりますか？

数分疎通が取れるタイミングがあるところですか？

はい。せん妄も変動はあるのですが，大きくは時間単位です。それに対して数分のなかで変化するのが特徴です。イメージにすると図4のようになります。

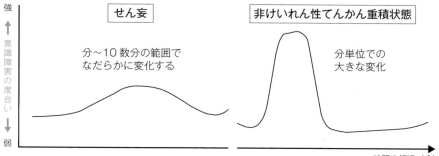

図4 せん妄と非けいれん性てんかん重積状態の違い

 つまり，変動の時間やその振れ幅が違うということですね。

 せん妄と違う意識障害が何かというと，てんかんの一種類で，非けいれん性てんかん重積状態という病態になります。

 「非けいれん」ということは，てんかんはてんかんだけれども，けいれんはないということですか？

 はい。脳の中の神経細胞の過剰な興奮はおきている点でてんかんと共通ではあるものの，けいれんなどの運動症状が目立たず，意識障害が前面に出てくる状態です。

≫ てんかん発作，てんかん重積状態，非けいれん性てんかん重積状態の違い

てんかん発作は通常一時的（多くは１～２分で停止する）ですが，なかには発作がある程度の時間持続したり，短い発作が反復したりすることで，意識障害が遷延する場合があります。このように，てんかん発作が長引く特殊な状態をてんかん重積状態（status epilepticus：SE）とよびます。

てんかん発作では，一般的に発作中に手足の動き（多くはけいれん）や眼球偏位などなどがあり，これらの観察できる変化があれば，見逃されることは少ないです。一方，てんかん重積状態のなかに，意識障害や混迷，精神活動レベルの低下が症状の中心で，けいれん症状がないか，あったとしてもごくわずかな状態があります。これを非けいれん性てんかん重積状態（non-convulsive status epilepticus：NCSE）とよびます。

NCSE が臨床で注目されるようになった理由は，意識障害と思われている症例のなかに治療可能なてんかんが混じっていることや，医療者が十分に認識して

いないために未治療で見逃されていることがあります。

 てんかんというと小児の疾患というイメージでしたが，高齢者でもあるのですね。

 NCSEを含め，てんかんは脳の加齢性変化が原因となります。そのため高齢者ではほかの年齢層と比較して有症率が高いのです。

≫ NCSE を疑う場面

　NCSE では，意識障害が前景にはなりますが，意識レベルの変動が急激に生じる特徴があります（表3）。例えば，急に意思疎通が回復したと思ったら数分後にはまた混迷状態になるなど，数分での大きな変動を認める場合に NCSE を疑います。NCSE について詳しくは「けいれん」（p166）にてまとめます。

表3 NCSEを疑う徴候

・意識障害のなかに数分単位での急激な意識レベルの変動がある
・一点を凝視する，反復性のまばたき，咀嚼や嚥下する動作，手でまさぐる動作
・頸部や顔面のぴくつき（攣縮）
・片側の眼球運動や眼球偏位

大事なまとめ	● 「元気がない，動かない」ときも評価の流れは変わらない。まずはせん妄を除外し，次に認知機能をみていく。ただし，会話のやりとり自体が減っている状態なので，注意の障害は慎重に見極める。
	● 認知症は記憶障害よりも実行機能の障害が大きい。関心がなくなる，無気力になるというみえにくい症状が大きいので，うまく調整できていないところがないかを探して鑑別する。
	● うつ病では認知の面でも変化が生じ，すべてを悪い方向にとらえたり，その修正がきかなかったりする。
	● 意識レベルの変動が急激に生じる特徴をみたらNCSEを疑う。

6 治療やケアを拒否する

続いてのテーマは，「患者が治療を拒否する」場合です。「治療やケアの拒否」は，何か精神症状があって，それが何かを鑑別するという状況とは異なりますが，医療者が困る場面の１つとして取り上げます。

≫ 拒否する要因

 確かに，診療場面では患者が「治療やケアは嫌」と拒否をされることがありますね。

 そんなときどのように対応していますか？

 いや～，本当に困りますよ。とにかく受けてもらわないといけないと思うので説得したり。

 確かにそうですよね。受診する患者は，大抵「治療を受けたい」あるいは「受けなければ」と思って病院に来ていますからね。当然，医療者は「患者は治療を受けたいと思っている」ととらえるのが普通です。そのため，ふいに患者さんから「治療を受けたくない」と言われると，驚いてどうしたらよいのかわからず困惑してしまいます。

 ひょっとして，"治療を受けない権利"ということですか？

 もちろん"治療を受けないのも患者の権利"という面もありますよね。

 医療者としては"受けたくないものを受けさせることもできない"ということですね。

 治療を受ける・受けないを決めるのは患者です。病状や治療内容を理解し，本人の価値観と照らして筋道正しく検討したうえで"治療をしない"と決めるのであれば，医療者としては否定のしようがないでしょうね。

 では，受け入れるしかないと。

しかし，本当に本人が理解したうえでの結論かどうか，その点の検討をしないで，「本人が言ったから」本人は治療をしないことを選んだ，と判断してよいでしょうか？

と言いますと？

もし本人が十分に検討することができないなかで「治療をしない」と判断しているのであれば，それをそのまま本人の真意と思ってよいか確認が必要だということです。具体的には以下のような場合です。

・患者が十分に理解をしていない場合
・患者が理解をしていたとしても，疾患のために価値観が歪んでしまい，本来の判断ができない場合

なるほど。

もし理解が十分でないとしたら，意思決定ができる（判断能力がある／意思決定能力がある）とは言いにくいですね。また，患者が理解していたとしても，患者の判断基準である価値観が疾患によって歪んでいることもありえます。この場合も，疾患が治ったら，判断基準が変わる可能性があります。少なくとも，本人の真意とは言いにくいですね。

そう考えると，"治療を断る"といってもいろいろな場面がありうるのですね。

はい。具体例として代表的な場面をいくつかみていきましょう。

case
19

症例	70歳代，男性，左前腕骨折
状況	●独居で過ごしていたところ，自宅で転倒。動けなくなっているのを，訪ねてきた息子が発見し救急搬送となった。 ●処置後に入院となった。入院してからは一日中ベッドで臥床していて動かない。テレビをつけてはいるものの，座っているときにたまに眺めている程度であった。 ●ケアの際にスタッフが声をかけると，アイコンタクトはとれ，「うん」とうなずくものの，離床には至らない。リハビリについても声をかけるが，「今日はいいよ」と言って動こうとはしない。 ●食事も声をかけると，自らベッドに座りはするものの，自ら食事を摂ろうとはしない。声をかけると数口食べるものの，そのまま箸をおいてしまう。仕方がないので介助をするも，ため息をついてすぐに「もういい」と言って拒否をし，そのまま布団に横になってしまう。横になると，それを嫌がることもなくじっと過ごしている。寝てもいない。

case 19はどうでしょうか。

 このパターンは病棟で結構みかけます。もう身体的な処置は終わって，安定を確認したら退院かと思っているのですが，そこからなかなか進まなくて。

 そうですよね。おそらく"治療やケアを拒否する"とはいっても，その多くは激しく拒否をすることは少なく，多くの場合はこの症例のように，"促すと多少はやるけれども，持続しない，積極的にやろうとしない"というニュアンスではないでしょうか。

 はい。手を替え品を替えて，なんとか動いてもらおうとはするのですが，うまくいかなくて。

 では，case 19ではどのようなことを背景に，どういった事態が生じていると考えられますか？

 "嫌がっている"とか"動かない"からうつ病かな？ と思いました。

 ああ，促しても本人がやる気がない，動かないから，抑うつ，うつ病ではないかと思ったということですよね。

 はい。

 確かにやる気がない様子はありますね。でも，ちょっと考えてみてください。うつ病，抑うつ状態の本態はどのようなものでしたでしょうか？

 抑うつというのは気分だったかと。

 そのとおり，抑うつというのは，気分を中心として，思考や行動にも影響を及ぼすような状態でした。その中心の「抑うつ気分」はというと？

 抑うつ気分は，「喜びの喪失」，「興味関心の喪失」とか……。

 そうですね。"楽しいという感覚がもてない"ということです。case 19の場合はどうですか？

本人からの発言がないので……。

本人からの発言がないので，内面がどうかは確認しないといけないですね。客観的に観察される点ではどうですか？

あまり"おっくう"だったり"うっとうしい"感じはなさそうです。

はい，客観的にみると，あまり抑うつ状態で出てくるような，"おっくうでうっとうしい"とか"いじいじして落ち着かない"ということはなさそうだと言えますね。これは認知症のアパシー（apathy，無気力）の症例になります。

認知症ですか？

はい。認知症というとどうしても記憶障害のイメージが真っ先にきますが，関連する症状があります。特に，行動・心理症状（BPSD）のトップにくるのがこのアパシーになります。

BPSDというと，徘徊とか暴言が多いわけではないのですね。

はい。case 16での話(p123)を振り返ってください。実際に一番多いのはアパシーです。なぜかというと，認知症の中核症状があるために，環境への適応がうまくいかない，あるいは負担になります。そのため，合わせることへの負荷が生じ，結果として，自ら動くことが減りがちです。これを発動性の低下，あるいは自発性の低下とよびます。

≫ 認知症とうつ病での違い

なるほど。認知症で発動性が落ちるのはわかりました。ただ，うつ病との違いがどうも……。

うつ病との違いはイメージがしづらいですよね。それでは，似たような条件で，うつ病の場合はどうなるのか，比較のために挙げてみましょうか。

症例	70歳代，女性，肺がん

<table>
<tr><td>状況</td><td>

● 独居で過ごし，あるときかかりつけ医で胸部X線を撮ったところ，右肺に異常陰影を指摘された。告知により強い衝撃を受け，その後より不眠，日中のだるさを訴え，臥床しがちになった。

● 気管支鏡による精査のために入院となった。入院後も，「もうだめだ，このまま死んでしまう」，「取り返しのつかないことになった」と言い，眉間にしわを寄せ，顔をしかめながら動悸や息苦しさを訴えた。食事を勧めるも拒否し，さらに勧めると仕方がなく座る。しかし，食事を見つつため息をつき，そのまま見続ける。介助をしようとすると，歯を食いしばる。日中はほとんど臥床をしているも，落ち着かない様子で寝たり座ったりを繰り返す。「何も考えられなくなった」，「ぼけてしまった」と悲観的に訴える。リハビリも拒否をする。

</td></tr>
</table>

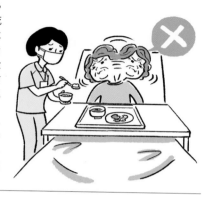

 うつ病と認知症ではどのように違うと感じられますか？

 パッとみて，本人の苦痛が強そうだなと思いました。

 そのとおり。認知症のアパシーとうつ病の違いは，抑うつ気分の有無になります。抑うつ気分は，単に沈んでいる，元気がないというだけではなく，"思うように身体も心も動かない"苦痛を伴う体験なのです。おおよその特徴をまとめると次のようになります（表1）。

表1 うつ病と認知症における発動性（自発性）低下の違い

うつ病	認知症
・活動が低下したり，精神運動速度が低下するため，動きが鈍く見える。注意や集中力の低下，記憶力の低下を招き，一見認知症のようにみえることがある ・集中力の低下による記憶力の低下は本人が自覚する。それを悲観的にとらえたり訴えたりする（「自分はぼけてしまった」など）	・記憶力の問題などがあるも，気にせずあっけらかんとしている ・活動の低下はあるが，関心・興味が乏しいことが多い。動かないけれどもそれを苦痛にとらえていない

≫ 拒否するほかの要因

 認知症とうつ病が出てきましたが，ほかにも病棟で拒否がみられる場面はあるのでしょうか？

 急性期の治療場面では先ほど挙げた認知症のアパシーがよく目立ちます。似たような場面で出てくるもう1つのパターンを挙げてみましょう。

case
21

症例	70歳代，女性，膵がん stage IV
状況	● 6カ月前頃に8kgの体重減少を認めたために，心配した子どもが本人を連れて総合病院外来を受診した。腹部CTにて膵体部に腫瘍，肝臓に転移を認め，上記の診断に至った。 ● がん薬物療法（FOLFIRINOX）を開始したところ，食欲不振と倦怠感が出現，自宅で動けなくなったため，症状改善目的で入院となった。 ● 入院後，夕方になると目をギラギラとさせて落ち着かなくなり，「子どもが迎えに来た」，「家に帰ります」と言う。「少し待って」と説明し，リスペリドンの内服を勧めるも，「みんながぐるになって私をだまそうとしている」と拒否をする。

 こちらはどうですか？

 これも病棟でよく見かけます。「薬を飲む，飲まない」と押し問答になるパターンですね。

 はい。夕方の病棟のあるある事例になります。何が要因でしょうか？

 夕方から悪くなるのだから，日内変動のあるせん妄ですよね？

 そうです。よい観察ポイントですね。夕方から症状が強くなっていることがせん妄の日内変動そのものです。さらによくみると，

・夕方になって目をギラギラとさせている（覚醒レベルの変化が現れる観察ポイント。注意・覚醒レベルが少し落ちると，目が据わったり，異様にギラギラとした感じが出てくる）
・「家に帰る」は，高齢者でしばしば出てくるパターン。言葉どおりに「自宅に帰りたい」ととらえるのではなく，「今の場所が安心できないので，より安心できる（自宅のような）場所に行きたい」という意味合いで使われる

など，せん妄の特徴を捕まえることができます。

そうか，ギラつくのも注意の低下なのですね。

 はい，さらにここで問題となっている「拒否」はなぜ出てくるのでしょうか？

 せん妄で，ですよね？

 はい，注意の障害が絡みます。

 注意の障害は，つじつまが合わなくなるけれども，どうして治療を拒否するのかな。

 引っかかってスッと落ちてこないところだと思います。少し解説を追加すると，これは注意の障害をきっかけに周囲の状況をつかめなくなった状態が考えられます。

 周囲の状況をつかめない……？

 注意の障害が生じるとどうなるのでしたっけ？

 まとまりがなくなります。

 そうですね。1つのことをし続けることができなくなるのでしたね。つまり周囲の状況をつかもうとしても，うまく注意を持続させることができなくなり，把握できなくなります。

 周りのことを正確につかめなくなるのですね。

 そうです，正確に把握できず，「自分がどうしてここにいるのか」がわからなくなったり，"前後の文脈を失う"ことになりますので，不安になり，その結果が拒否になるのです。

 そうか，自分の居場所がわからなければ，不安になるのも当然ですね。

 拒否をする場面での鑑別に必要な知識と確認方法を簡単にまとめておきます（表2，3）。拒否の背景には，せん妄や認知症，うつ病が絡む場合が多いことと，それぞれの特徴をつかむと理解しやすいのではないかと思います。

表2 アルツハイマー型認知症，せん妄，うつ病の違い

	アルツハイマー型認知症	せん妄	うつ病
発症様式	数カ月～数年	数時間～数日	数週～数カ月
症状	記憶障害 実行機能障害	注意障害 睡眠覚醒リズムの障害（夕方から夜に悪くなる） 怒る，猜疑心などを伴うことがある	抑うつ気分 精神運動速度の低下
経過と持続	月単位でゆっくりと進行	1日の中でも変動する	数週～数カ月
覚醒レベル	正常	低下，変動（分～時間単位）	正常
幻覚	少ない	幻視	少ない
思考内容	まとまりに欠ける	まとまりに欠ける	悲観的
神経症状	高度になるまで出現は少ない	振戦	なし

表3 認知症の具体的な反応と確認方法

分野	具体的な反応　　　　　　　　　👀みる　👄はなす　👂（家族に）聞く
記憶	物事を忘れてしまう … 👄 入院している理由，今後の治療スケジュール … 👄 入院してからの期間 … 👀 担当医の説明を覚えていますか？ … 👀 家族が代わりに答えていないか注意
複雑性注意	集中して1つの物事に取り組むことができない … 👀 ちょっとした物音で中断する
実行機能	今までできていたことができなくなる … 👄 家族がいないときに熱が出たらどうするか，詳しく聞いてみる … 👀 身だしなみやベッドサイド … 👀 リハビリ，ケア，食事は自主的にできますか？ … 👀 シャワー，リモコン，電話などの道具を使えますか？ … 👂 買い物は独りでできますか？（買い忘れ，買い間違い，おつりの計算は？）
社会的認知	自分の置かれている状況を正しく理解できない … 👀 周りの様子をつかんだり，配慮したりできますか？（場の雰囲気，状況など）
視空間認知	方向や距離感がつかめない … 👀 部屋を間違える，ベッドに斜めに寝る
言語	言葉がうまく使えない … 👄 代名詞が多い（あれ，それ）

大事な まとめ	● 拒否をされる場合，患者の理解と，理解をしたうえでの正しい判断がなされているかの確認が必要となる。
	● 認知症のアパシーとうつ病の違いは抑うつ気分があるかないか。抑うつとは，"思うように身体も心も動かない"という苦痛を伴う体験。
	● せん妄では注意の障害が不安を引き起こし，拒否につながる。

7 眠れない

　眠れないというテーマも日常的です。眠れないという現象はシンプルですが，その背景には身体的な問題，精神的な問題が絡みます。そのため，眠れないからすぐに睡眠薬という判断は危険です。眠れないことが起きる背景や要因に注意しながらみていきましょう。

 今回のテーマは，「眠れない」という状態をどう考えていくかがです。まず，「眠れない」という患者はどのくらいの割合でいると思いますか？

 眠れない患者はもうどの病棟にも普通にいますね。眠前薬の処方もそうですし，不眠時指示もセットで用意しておくのが標準です。

 なるほど，標準と言えるくらい不眠時指示は当たり前に用意されている，それくらい眠れないことに悩む患者は多いということですね。

 入院でも外来でも対応は普通に求められますね。

 日本において高齢者では外来患者の約1割が睡眠薬かその代替薬を処方されているといわれています。入院では3割近くに上ります。

 入院で3割になりますか！それくらい使う指示，処方というのもそうはないですね。

 そうです。疾患や治療に関連した睡眠の問題は非常に大きいです。身体疾患や治療に関連して，急に不眠となるケースを「急性不眠」とよびます。例えば，がん患者の例では，治療経過のなかでおよそ60～80%が不眠に合併するといわれています。

 多いのは察していましたが，それほどとは思いませんでした。

 がんの場合，多くはがん治療のイベントに関連して発生し，身体的・精神的な要因によって2次的に引き起こされます。多くは急性不眠症として分類されます。

なるほど。特に問題なく眠れていたけれども，がんと告げられたり治療を始めたりしたときに急に不眠症状が出てきて困るといったケースですね。

≫ 急な不眠の訴え

では，実際に不眠が出てきたらどのように対応していますか？

患者がどの程度しんどいかを確認して，睡眠薬を出すことが多いかもしれません。

睡眠薬を出すとどのくらい改善しますか？

どのくらいだろう？ とりあえず眠れてよかったということもありますし，なかには飲んでもあまり眠れなかったとか。

そうですね，睡眠薬を処方することで劇的に改善すればよいのですが，必ずしも改善しない場合も多いのではないでしょうか。

はい，なかにはせん妄になってしまったケースもあったりします。

そのとおりですね。不眠は単純に眠れないという表面的な現象だけではなく，その背後にさまざまな要因が潜んでいます。

背後にある原因を見つけてそれに基づいて対応する必要があるのですね。

はい。一口に「不眠」といっても，その原因や特徴が異なります。代表的な例としては，急性ストレス反応による不安や焦燥感が眠気を妨げる場合もありますし，疼痛（痛み）によって引き起こされる場合もあります。また，せん妄（知覚の錯覚や混乱）が不眠と誤解されることもありますね。

≫ 不眠をどのようにみていくか

≫ まずせん妄だけは見落とさない

不眠症状の評価についてもう少し具体的に教えていただけますか？

もちろんです。不眠症状，いわゆる「眠れない」を評価する際に重要とな

るポイントを確認していきましょう。例の精神症状の鑑別の流れを思い出してください。

 最初に評価をするのはせん妄です。

 そうですね。不眠の鑑別でもまず忘れてはならないのはせん妄の除外です。おおよそ入院患者の約2割はせん妄ですので，「眠れない」，「眠らない」の背景にせん妄が存在しないかを確認します。

 そういえば，眠れないから睡眠薬を用意しようかと思ったら実はせん妄だったという例はありました。

 ありましたか。「眠れない」では，実はその先の鑑別はそれほど複雑ではないのですが，その分，せん妄だけは忘れてはならない要所です。

≫ せん妄を除外したら

 せん妄を除外したら次は何をみていくのですか？

 患者がどのような症状を訴えているかを確認するのが王道です。

 症状といっても……それは「不眠」ではないのですか？

 いえいえ，一言で「不眠」と言っても，眠れない姿はさまざまありますよ。例えば以下のようなものがあります。

> **不眠の症状**
> ・入眠困難（就寝後になかなか眠りにつけない）
> ・中途覚醒（夜中に何度も目が覚める）
> ・早朝覚醒（朝早く目が覚めてしまい，その後寝付けない）

 眠れないと言っても，いろいろな「眠りにくさ」があるのか。

 そして，最も重要なのが，「不眠」によってどのような支障をきたしているのかを確認することです。

 え？「不眠」としてとらえるだけで十分なのではないのですか？

いやいや，「不眠」への対応のゴールは患者が抱える支障を取り除くことですよね？ ということは，「眠れない」ことが具体的にどのくらいの支障をきたしているかを確認する必要があるのです。

 眠れないから眠れればOKではないのですね。

 そうです。眠ったとしても日常生活上の支障が改善しなければ意味がないのです。重要なことは，その先の日中の支障を取り除くことです。そのために，日中の機能障害，言い換えれば不眠症状を本来もっている患者の潜在的な活動をどのくらい落としてしまっているのかを尋ねましょう。患者はどのような問題に直面しているのかを確認し，それを改善するためにいったい何が必要かを考えるというアクションです。

≫ 不眠のタイプと影響の大きさを確認したら

≫ 身体症状と精神症状の狭間で

 どのような不眠か，その深刻さをつかんだら次はどうするのですか？

 その次に，いよいよ不眠の要因を探る段取りに入ります。不眠の要因というと，どのようなものが思い浮かびますか？

 入院で不眠といえば……不安でしょうか？

 はい，不安や焦燥感による過覚醒が不眠に影響する場合が上がりますね。例えば，がん患者で不眠症状が強いと自殺のリスクが高まることがあります。自殺リスクを考慮して，不安や焦燥感を軽減する支援が必要です。特に，男性，進行がん，痛みのコントロールが難しい場合，アルコールの多飲歴がある場合などは注意が必要な典型例です。では，不安や焦燥感のほかには？

 治療や疾患による身体的要因や環境要因も不眠に影響しますか？

 そのとおり，身体症状も大きい要因です。がん患者の不眠症状における約3〜5割で身体的な要因が関与しています。

 そんなに関連するのですね。特にどのような症状が引き起こされますか？

代表的な要因は痛みや瘙痒感です。また、特定の薬剤や治療によっても不眠が生じることがあります。例えば、ステロイドの使用によって過覚醒が増加して入眠困難になる場合や、利尿薬や輸液による頻尿が中途覚醒を引き起こす場合です。不眠による身体的要因（表1）と不眠の鑑別フロー（図1）をまとめたので参照してください。

表1 不眠の身体的要因

身体的要因	解説
疼痛コントロール	痛みによる中途覚醒を予防するのと同時に、日中の離床を促すためにも積極的に鎮痛に努める
その他の身体的な苦痛	臨床上見落とされやすい。腹部の膨満感や蠕動痛などが不眠のきっかけになる
発熱の有無の確認	寝汗などを併せて訴えることがある
夜間の輸液	頻尿のきっかけになる。眠れないときにはトイレの回数も併せて聞く

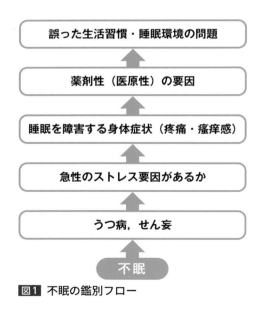

図1 不眠の鑑別フロー

 精神症状（不安、抑うつ）と身体症状（痛み、かゆみ）を確認すれば大丈夫ですか？

多くの場合は，不安か痛みが中心で，それに抑うつに伴う不眠が絡みます。あとは，頻度は少ないものの一般急性期で遭遇するものとして睡眠関連障害があります。レストレスレッグズ症候群（restless legs syndrome：RLS）や睡眠時無呼吸症候群（sleep apnea syndrome：SAS）などが「眠れない」という訴えで現れてきます。イメージを共有するために，症例を挙げます。

症例	60 歳代，男性，抗がん治療目的で入院
状況	● 夜に布団に入ったあとから，ふくらはぎのあたりに違和感を覚えるようになった。違和感を感じる場所は一定しておらず，腰から太もものあたりを移動することが多い。眠いが，眠ろうとすると違和感が生じてきて，足を曲げたり伸ばしたり，寝返りをうったりしたくなる。少し動くと楽になるが，動きを止めるとまた気になって眠れない。違和感は夜だけで，日中は不思議なくらい感じない。

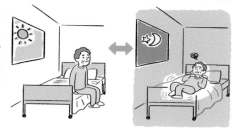

いかがでしょうか。一般的な不眠との違いがわかりますか？

そうですね，不眠は不眠ですが，「眠気はある」ところですか？

はい，「眠くならない」のではなく「眠いけれども（違和感があって）眠れない」のがポイントです。夕方から夜間にかけて感覚異常が生じ，足を動かしたくなります。人口の2％くらいと言われていますが，治療中の方の割合はもう少し高そうです。

動かしたくなる，ということですが，レストレスレッグズ症候群は「むずむず脚症候群」のことですか？ 感覚異常でむずむずということはしびれに近い感じなのかなと思いました。

RLSとむずむず脚症候群は同じです。感覚異常というとみなしびれのように思われますが，実際は深部感覚の異常です。よって，患者に丁寧に聞いていくと，「皮膚の表面ではなく体の中から湧いてくる」，「しびれとは異なり，なんとも言えない落ち着かなさ，じっとしていられない不快感が湧

いてくる」という体験が出てきます。

 睡眠時無呼吸症候群は肥満の人によく合併する症候群ですよね？

 そのとおり肥満の人に多いのですが，急性期病院ではそれだけではありません。例えば次のような事例です。

case
23

症例	60歳代，男性，食道がん術後，身長165cm，体重45kg
状況	●食道がんにて食道つり上げ術後。治療中より不眠が持続している。最近，家人より夜にいびきと頻回の呼吸停止があると言われた。夜間の頻尿，口渇があり，熟眠感が乏しく日中の倦怠感も強い。

 case 23の患者は，手術により気道の変形や筋力低下による気道閉塞が生じた例です。閉塞性の睡眠時無呼吸症候群は，肥満ばかりではなく，こちらのような気道の変形や筋力低下に関連した事例もあることは知っておくと役立つかと思います。

≫ 睡眠衛生指導

　不眠には身体的な問題，精神医学的な問題のほかに，生活習慣や環境が絡むことも多いです。生活習慣を整えるだけでも改善することがあります。

 ここまでは，急性症状としての不眠をみてきましたが，それ以外に視点を移してみましょう。

 不眠は患者にとって大きな問題ですが，不安や痛みは一般的なもの以外にも要因がいろいろあるのですね。

 ただ，調べても要因がはっきりしないこともあります。

 そのときはどうするのですか？

 治療の際には，痛みや不安，場合によってはステロイドなどの薬剤が関連する場合があります。それと併せて注意をしたいのは，生活が大きく変わることです。これによって睡眠習慣やリズムが乱れることがよくあります。

治療中の生活変化が睡眠に影響を与えるのですね。具体的にはどのような場合があるのですか？

 いくつかの原因が考えられます。例えば，治療を受ける患者は，仕事を休む場合が多くあります。そうすると，日中活動をしないため，眠気が起こりづらくなります。通常よりも寝る時間が遅くなり，それを「寝つきが悪い」と話されることがあります。

 なるほど。日中の社会活動が激しい人は治療期での活動との落差が大きくなって影響が大きくなりそうですね。

 あとは生活習慣です。アルコールやカフェインとかの摂り方が変わるということもありますね。アルコールは一時的に眠気を誘発することがありますが，夜中に目が覚めたり，過度に興奮したりして，翌日の倦怠感を引き起こすことがあります。同様に，夜遅くにカフェインを含む飲み物を摂ると，眠りにくくなることがあります。

 確かに。生活習慣によるものはわかりやすくて親しみがあります。

 あと，意外に多いけれども見落とされているのが，寝る前にスマホやパソコンを使うことです。

 スマホもですか？

 そうです，スマホやパソコンを使っていると，明るい画面を見つめるため，眠気が遅れることがあります。布団に入ったらスマホをいじることは避けたほうがよいかと思いました。

 本当にいろいろな理由がありますね。

 入院生活に制限が多いことも問題かなとは思いますが，昼寝もあります。

 それは……入院するとやることがないからですね？

 はい。夕方に昼寝をする患者がいますが，それが夜の眠りを妨げることがあります。昼寝については，すべてがダメというわけではなく，タイミングが大事です。昼食後の昼寝は睡眠リズムを整えるのに役立つと考え

られています。従って，取るのであれば午後早めに取り，午後4時以降は
避けるなど，メリハリをつけるのがよいと思います。

≫ 睡眠薬を使う

入院中の患者が不眠に悩んでいる場合，多くは急性不眠です。不眠には
さまざまな要因が影響することもあるので，丁寧な鑑別が必要であるこ
とを確認してきました。

ただ，症状が重かったり，薬剤による不眠などどうしても避けられなかっ
たりする場合もありますよね。

その場合は薬物療法を考えます。臨床では睡眠薬を以下のように大まか
に使いわけています。

---

① ベンゾジアゼピン系睡眠薬や非ベンゾジアゼピン系睡眠薬：スタ
ンダードな薬。半減期で使い分ける
② オレキシン受容体拮抗薬：近年登場してきた系統。せん妄発症の
リスクの低さを期待して急性期での使用頻度が高まってきている
③ 鎮静系の抗うつ薬（トラゾドン，ミルタザピン）：海外でベンゾジ
アゼピン系薬剤の使用を避ける動きに合わせてリバイバルしてき
た薬剤。持ち越しに注意をしつつ使用
④ 鎮静作用が強めの抗精神病薬（クエチアピン，オランザピン，ク
ロルプロマジン）

ベンゾジアゼピン系の薬剤はせん妄発症のリスクがあるので避ける動き
があると聞きました。

そうなんです。押さえていましたか。ベンゾジアゼピン系の薬剤は主流
であり，使用経験も豊富な点は有利である一方，臨床では高齢患者が急
増していることから，せん妄発症のリスクに関する注意喚起は強くなって
います。また，ベンゾジアゼピン系薬剤に対しては離脱症状への懸念か
ら批判的な意見もあります。

であれば，最近登場したオレキシン受容体拮抗薬でよいのでは？

確かにオレキシン受容体拮抗薬は，離脱症状などの観点ではリスクは少ないのですが，<u>不安の軽減</u>という点でベンゾジアゼピン系薬剤が勝る場合もあります。例えば，がんの告知後のように，急性の不安が強く，そのなかで一時的に睡眠リズムを守るための処方をしたいということであれば，両者の善し悪しを比べながら選ぶことが現実的です。

高齢者の話が出ましたが，せん妄発症のリスクが高い場合はどうしたらよいですか？

そうですね。せん妄をいったん発症すると，認知機能低下や身体機能低下に直結することから，そのリスクをいかに最小限にするかを考えなければいけません。基本的なアプローチは，せん妄に関連するリスクを洗い出し，可能な限り取り除くことです。

その点で，薬物の選択はリスクを減らす方法の1つになるということですか？

そのとおりです。従って，薬物治療が必要な場合，以下のような選択肢があります。

---

① ベンゾジアゼピン系薬剤を避けてオレキシン受容体拮抗薬を選択する
② ベンゾジアゼピン系薬剤を避けるとともに，せん妄の重症化を予防する意味を含めて鎮静作用をもつ非定型抗精神病薬を選ぶ（具体的にはクエチアピンやオランザピン，クロルプロマジン）
③ ベンゾジアゼピン系薬剤を避けて鎮静作用のある抗うつ薬であるトラゾドンを選択する

意外といろいろな方法が選べるのですね。

そうなんです。これらの薬物は，せん妄発症のリスクを下げつつ，患者の睡眠を改善するのに役立つことを目指して使用します。ただし，患者個別の状態やリスクを評価しながら，最適な治療方針を決定することが大切です。患者の全身状態やほかの薬物との相互作用にも留意しながら，適切な薬物を選択します。

大事な まとめ	● 不眠の鑑別でもまずはせん妄の除外を優先する。除外された場合，次に患者の抱える症状，主に不眠による日中の機能障害などを確認する。 ● 不眠の要因はさまざまで，精神症状と身体症状に加え，睡眠関連障害を考慮する。それでも不明であれば，治療薬剤や生活変化・生活習慣を確認し，睡眠衛生指導をする。 ● やむをえず薬物療法となる場合は，せん妄の発症リスクを第一に考え，さまざまな全身状態や相互作用を加味して薬物を選択する。

8 「死にたい」と言う

　この項目では，患者が「死にたい」と言う場面での評価について解説していきます。Part I「気分の症状評価（うつ病）」（p.34）で触れましたが，臨床で出会う場面とその対応を確認しておきましょう。

≫「死にたい」と言われたら

 次に患者の「死にたい」という訴えを取り上げます。経験はありますか？

 緩和ケアの臨床はときどきあります。「死にたい」とか「早く逝きたい」とか。

 そうですね，広く希死念慮とまとめられる訴えです。このような「死にたい」という訴えがあった場合，どのように対応していますか？

 それはもう，「死にたい」と言われると，何よりも自殺が怖いです。いつ決行されてしまうのではないか気が気でないです，本当に。

 教科書では「希死念慮＝自殺の危険」ということが必ず書いてありますよね。

 はい。「そろそろ家族に24時間付き添ってもらわなければとか精神科病院に転院を考えたほうがいいか」とか。判断の目安がないので心配になります。

 確かに。「死にたい」という訴えがあった場合に，自殺のリスクは書かれているけれども，その判断や対応をどうするかまでは書かれていないのが一般的ではないかと思います。心配になりますね。

 やっとうつ病のイメージが少しついてきましたけれども，そのうえに自殺をするかどうかを評価しなさいと言われても……。

 そうですよね。一般的に精神症状の評価の方法も触れることは少ないですし，ましてや「死にたい」の評価まで一緒に考えるとなると大変です。患者が「死にたい」と話す背景には，適切に対処されていなかったり，見過ごされている身体的・精神的な苦痛，我々が気づいていないニーズがあ

ること，そのつらさが強く，「この苦痛が続くならばいっそのこと死んだほうがましだ」というニュアンスが込められていることを踏まえると少し切り口がわかりやすくなります。

そうなのですか？「死にたい」と言ったら，もう自殺のことばかり考えているのかと思いました。

確かに，「死にたい」という発言がある場合には，希死念慮，言い換えれば自殺のリスクを確認する必要はあります。ただ，「死にたい」のすべてがすべて，希死念慮というわけではないのです。

そうなのですか。少しホッとしました。

では，ここでは精神症状鑑別の周辺として，「死にたい」と言われたときの評価を一緒に確認してみましょう。

≫ 希死念慮とは？

それでは，「死にたい」の整理を進めていきましょう。まず，「死にたい」という言葉そのものである希死念慮についてです。

「いっそのこと死んでしまいたい」とか「早く逝きたい」といった言葉で出てくることもありますね。

そうですね。希死念慮に関連した発言は，緩和ケアの領域では珍しいことではありません。特に高齢者や進行期の入院患者に多いことが知られています。希死念慮が出る背景要因にはどのようなものがありましたか？

確かいろいろな要因があったような。

そうです。「死にたい」から精神症状だけではないですよね。

痛みとかがありました。

そうです。当然，耐えがたい身体的な問題が最初に鑑別に挙がりますね。

そうか，まず身体的苦痛をなんとかしてほしいという声なのですね。負担を強いられる症状か……。

はい。よくあるのが，疼痛や呼吸困難，倦怠感が十分に軽減されていない場面です。

確かに。いわゆる終末期における難治の症状ですね。

そうです。精神的な訴えだから精神科的問題だけを考えればよいというのではなく，その順番が大事です。身体的な問題の評価は常に先行します。

身体的な問題の評価が終わってから精神的な問題の評価ということですか？

そのとおり，身体的な問題の評価→精神心理的問題の評価です。

ここでうつ病の確認に入るのですね。

おっと，ちょっと待ってください。「死にたい」＝希死念慮，だからうつ病とは限りませんよ。

え？「死にたい」と言ってもうつ病ではないこともあるのですか？

そうです。うつ病ではなくせん妄であったり，認知症，知的な障害が背景にあることも多いです。実際に希死念慮を訴えた場合，うつ病はおよそ半分であったという報告もあります。

ん？どうしてせん妄で「死にたい」となるのかな。

せん妄と「死にたい」は直接つながりにくいですね。その理由はせん妄の注意の障害にあります。せん妄が発症すると，注意が続かなくなります。注意というのは，なんらかの行動や思考を持続する力です。

そうでした。せん妄のときは行動がまとまらなくなるんですよね。

そうです。行動はまとまらなくなるし，思考も続かなくなる。結果として，周囲の状況を詳しくつかむことが難しくなります。すると，どうなりますか？

周りのことがつかめなくなると……混乱したり？

そのとおりです。混乱して，細かく丁寧に対応することが難しくなります。言い換えれば，衝動的になったり抑制が効かなくなったりして，突発的な対応，場当たりな対応をしがちになるのです。

そうか。細かいことがわからなくなるので，「もういいや」とか「とりあえずこの痛みから逃れたい」という感じになるわけですね。

そうです，その流れで「死にたい」になるのです。当然，衝動的な行動に出やすいので注意が必要です。

なるほど，それでせん妄でも「死にたい」とかから衝動的な行動につながりやすいと。

はい。鑑別の流れからいけば，例のお作法どおり

> ① まずせん妄を除外する
> ② 次に知的な障害，認知機能の障害を除外する（同じく抑制が効きにくくなるので，衝動的な行動に注意する）

から入ります。これら2点に問題がないことを確認して，本丸のうつ病の評価に入ります。

せん妄や認知症が関係することがよくわかりました。せん妄や認知症もなくて，さらにうつ病もなくて，それでも「死にたい」ということもあるのですか？

はい，うつ病がなくても，「死にたい」という訴えが出ることは当然あります。例えば，心理的・社会的な苦痛も影響します。

へえ，心理・社会的な問題でですか？

具体的にいうと，例えば"希望を失った場合"です。特に，他者への負担感，自己の尊厳を失うことへのおそれと関係するといわれます。

≫「死にたい」に対応する

 身体的な問題があるかどうかや精神症状の鑑別が大切だということがよく理解できました。ただ，実際に「死にたい」と訴えられたら，その場でどうしたらよいのか，なんと声をかけてよいのか迷います。

 そうですよね，非常に深刻な発言ですからね。

 はい。「自殺したいか」の確認自体は問題ないということでしたが（p43），やはり一歩間違えたらとんでもないことになりそうで……。こちらとしても，今まで進めていた治療を否定されたようでどうしたらよいのか。

 確かに不安に駆られることがありますね。しかし，「死にたい」という訴えは，決して医療者とのかかわりを拒否しようとしているわけではないという点が重要です。

 と言いますと？

 実際には，患者は自分が苦しい状況だと伝えたいと思っていることが多いので，ただ「死にたい」という言葉だけに反応して，かかわりを拒否されたととらえる必要はありません。その言葉の背後にある苦痛や状況を理解しようとする姿勢が大事になります。

 そうなのですか。逆に「かかわるな」と言われているのかなとビクビクしていました。

 人はなんの思いもなく「死にたい」と訴えることはありません。何かを発言するということは，そこには何かを伝えたいという思いがあるのです。

 そうか，「（なんらかの）対応をしてほしい」という希望も暗に含まれているのですね。

 そうです。「死にたい」という言葉を「拒否」としてそのままとらえるのではなく，その背後にある事情を探ることが大事です。キーワードは，身体的苦痛，精神的苦痛（せん妄，認知症，うつ病，実存的な苦痛），そして気づかれていないニーズがあるかどうかです。ちなみに実存的な苦痛とは自己コントロール感や自律性を喪失した場合に生じる苦痛のことです。

最後に，念のため実際に自殺に至るリスクの確認は欠かせません。どのように確認をするのでしたっけ？

 「具体的に計画をもっているかどうか」を直接尋ねるのだったかと。

 そのとおり，しっかりと話題として取り上げることが大事です。取り上げることで真摯に対応していると伝えることにもなるのでしたね。

 具体的な手段を考えていなければ大丈夫ですよね？

 具体化していなければ余裕があることは確かです。しかし，それだからといって自殺企図に及ばないとは言えないです。

 え！？

 先ほど出た，せん妄や認知機能の低下がある場合です。そのようなときはどうしても抑制が効かなくなる可能性があり，痛みや苦痛などをきっかけに衝動的になることがあります。そのような苦痛を先回りして対処することが重要です。

 もし痛みや倦怠感，身の置き所のなさなど対応が難しい場合にはどうするのですか？

 対処が難しい身体的な症状がある場合には，精神的なゆとりをいかに確保するかが大事になります。特に眠れない場合にはどうしても追い込まれがちです。場合によっては，ミダゾラムを使って一時的な鎮静を使ってでも本人の休息を確保すること，あるいはそのように休息を確保する手段があると共有することが助けになります。

大事な まとめ	●「死にたい」と言われたら，まずは身体的問題を評価し，その後に精神心理的問題，心理的・社会的な苦痛を評価する。
	●「死にたい」を「拒否」としてそのままとらえるのではなく，伝えたい思いと，その背後にある事情を探り出す。
	●計画が具体化されていなければ自殺リスクは低いものの，せん妄や認知症があり抑制が効いていない状態では衝動的になることがあるので注意する。

9 指示に従わない

これまでいろいろな場面をみてきました。そのなかで，「患者に特徴的な精神症状は見当たらないが，どうもこちら（医療者）の話が入っていかないようだ。指示が入らない」という一般臨床の場面において，どのようなことに注意するかをみていきましょう。

 精神症状の鑑別の話はいろいろな症状が並ぶので苦手です。例えば，せん妄だけでも幻視や幻聴，妄想，精神運動興奮，易衝動的，猜疑的などたくさん書いてあって，それぞれ何を認めたらその症状があると判断してよいのかつかめなくて。

 確かに，精神症状の評価は，①観察から判断すること，②患者の発言から判断することが混じっています。一般の身体症状の客観的評価，主観的評価の分け方でとらえると，境目が異なってくるのです。そのなかで，今回の「指示が入らない」というのは，臨床で最初に"おかしい"と気づくところかと思いました。

 例えば，病棟でも外来でも，呼びかけに対して予想していた応答がない場合があって，それがまさに「指示が入らない」というか，真っ先に異変を感じるときですかね。

 はい。まさにそのようなときにどのように考えていくのか，整理してみたいと思います。

≫ まずはせん妄を考える

 これまでも繰り返し出てきましたが，精神症状の鑑別の順番からみると……？

 せん妄の評価からですね。

 はい，もうすっかり定着しましたね。なんらかの精神症状を疑う場合に，最初に押さえるのはせん妄で，その可能性を疑うとしたら，どのような点

が重要になるのでしたか？

 せん妄における評価のポイントは「注意の障害」です。

 そうですね。ここも繰り返しになりますが，注意の障害の有無を確認することが，せん妄の評価になります。

≫ せん妄の評価のおさらい

　注意というのは，何かの作業に集中して取りくみ続けることができる力を指すと解説しましたが，この力を丁寧にみていくと，以下のように3つあります。

① ある1つに集中する（注意の**選択**）
② 集中したらそれを維持する（注意の**維持**）
③ 適切にいろいろなものに振り分ける（注意の**制御**）

これらをせん妄に当てはめると，

①' 「ぼんやりしていて指示が入らない（**選択の障害**）」
②' 「作業をすぐに中断する（**維持の障害**）」
③' 「いろいろな刺激に反応してソワソワし，落ち着きがない（**制御の障害**）」

といった症状になります。例えば，

①" こちらが呼びかけても，そもそも注意が向かない（刺激に反応しない）
②" こちらに目線が向いても，しばらくすると逸れていってしまう（注意が続かない）
③" こちらに目線が向いても，周囲の音や光などの刺激に対していちいち反応している

というような動作が著しい場合に，せん妄が考えられるということでした。一般の病棟で一番多いのがこのせん妄の場合です。上に挙げたいずれかの状態を見つけることができれば，とりあえず評価はつきます。後は，身体的な要因をいかに見つけて，治療するかになります。

≫ せん妄の次に

 引き続きおさらいになりますが，せん妄の次に確認をしていくのは何でしたか？

 認知機能障害の評価です。

そうですね。この「指示に従わない」という場合も，せん妄なのか認知症なのかで並べて出てくる疾患になります。せん妄と認知症は区別がつきにくいと悩むことが多いと思います。近年はその関係について議論があるので，その点は参考として後ほど触れますが，基本的にはせん妄と認知症は別の病態と考えます。診断基準においてもお互いに除外診断で挙がります。

- せん妄…身体的な因子により発症した意識障害
- 認知症…神経細胞の変性・脱落により生じた脳の器質的な障害

具体的には，日常生活・社会生活が営めなくなる程度の状態が，どのくらいの期間をかけて進行しているのか，言い換えれば，「指示が入らない」状況が直近数日でのできごとなのか，それとも数カ月前から進行してきているのかが重要な情報でしたね。

- せん妄…数時間〜数日と短期間で出現
- 認知症…数カ月〜数年の期間をかけて徐々に出現

ただ，臨床では緊急入院もありますよね。

そこまで患者の受診情報を詳しく把握できないという場合は，せん妄と認知症とで違いが目立つ点を中心に比較をしていきます。それはどのような点でしたか？

せん妄は夕方に悪くなる傾向がありました。

はい，せん妄は数分から数時間のなかでの症状の変動があるのが通例でしたね。大きくは，

- 日内変動…夕方になると症状が目立つ
- 睡眠覚醒リズムの障害…昼夜逆転

を伴うことが多いです。そのため，その症状が夕方から夜間に強く目立つようになる，併せて睡眠リズムが乱れていることが確認できれば，より強くせん妄を疑うことになります。

≫ 認知症にせん妄が重なる場合

精神症状の評価と鑑別の基本は，今までの説明のとおりです。ただ，ここまでの話で収まらない話があります。どのような場合か気づきました

か？

 今までの流れだけでは整理できないことですか？

 はい，そのような場合です。

 うーん，認知症とせん妄をきれいに分けることができない，ということでしょうか。

 いい線です。認知症とせん妄が合わさる場合の話です。つまり，認知症の患者にせん妄が生じる場合に，どのように判断するのかということです。

 なるほど。認知症の患者にせん妄が起きてもおかしくないですね。

 はい。実際に認知症の患者はせん妄が生じやすいことが知られています。そのような複雑な場合の考え方をみていきます。

≫ 鑑別方法

 まず背景から確認していきましょう。経験があるかと思いますが，認知症の患者に身体的な負荷が生じるとせん妄を発症するリスクが高まります。認知症の患者が入院すると，おおよそ7割位がせん妄を併発します。

 そんなに高いのですか！

 はい。結構な割合で生じていることがわかってきました。病院の環境・配慮にもより，22〜89%くらいといわれています。認知症はfrailtyの一種です，当然せん妄が重なれば，死亡率の上昇，在宅復帰が困難になり，施設入所が増加するなどの問題に関連します。そのため，適切な対応を取る必要があります。

 そうか……。

 であれば，確実にせん妄をとらえることがますます重要になります。しかし，ここで問題が生じるのです。もともと認知障害があることで，新たに生じたせん妄を発見することがより難しくなるという点です。

 認知機能がもともと落ちているので，さらに落ちている分をとらえにくく

なるのですね。

はい。最終的な鑑別は，注意の変動があるかどうかで判断するのですが，何点かで同じような刺激を与えて，その反応を見比べる必要があります。もともと，認知症で適切な反応が難しい，つまり，落ちているところから，より落ちている差をとらえなければなりません。加えて，近年はレビー小体型認知症（dementia with Lewy bodies：DLB）が知られてきました。レビー小体型認知症は，認知症の症状に加えて，せん妄を発症しやすいという特徴があります。両者の特徴を備えた場合，どのように整理をしたらよいのか，診断基準ではそこまで踏み込んだ検討はまだされていないのです。

≫ 認知症にせん妄が重なる場合をどのように整理するか

前述のとおり，診断基準は両者が除外基準として書かれているレベルに留まっています。しかし，現実には両者の混在が認められ，一部の認知症では診断基準にせん妄の発症まで記載されるようになっています。そのような事態に対応するために，どのように整理をしていけばよいかをみていきましょう。

認知症とせん妄が混在する状態は，delirium superimposed on dementia（DSD）とよばれます。新しい呼称になると驚きますが，基本的な考え方は同じです。認知症に重畳したせん妄を診断するうえでは，せん妄の中核症状である注意障害に注目し，注意の変動を評価することが要となります。（表1）。

表1 DSDを判断する際のポイント

項目	内容
注意障害の評価	・注意の側面ごとの評価を行う（ただし，せん妄に特異的な側面はまだはっきりしていない） ・注意障害を評価するテストを定めて繰り返すことで変動をとらえる
臨床評価	・家族からの陳述や看護記録から変動をとらえる ・IADL，ADL の変化をとらえる
モニタリング	・活動量の変化などをモニタリングする

なるほど。DSDも注意の障害に注目する点は同じなので，もともと認知機能障害がある分，その変化がとらえにくくなるのですね。

そのとおり，もともとのレベルが変わります。簡便な認知機能検査などは，

元来認知機能障害の有無の判断をする点に焦点が当たっていますので，どのくらい悪化したかの判断についてはどちらかというと苦手です。その点，より負荷をかけないとつかみにくいのです。

 ということは，検査が悪かったからすぐどうこうとは言えないのですね。

 そうなります。せん妄の場合は，時間変動をとらえることが要です。何か評価の方法を定めて，繰り返し確認をします。一般的には午前中に一番注意が高まります。そのため，午前中の評価の時点をせん妄の影響が一番少ない状態（すなわち，元の認知症のレベル）と見なし，夕方から夜間に評価をして落ちた分（午前から夕方で変化した分）をせん妄の影響と見なしていきます（図1）。

認知機能をレーダーチャートで示すと…

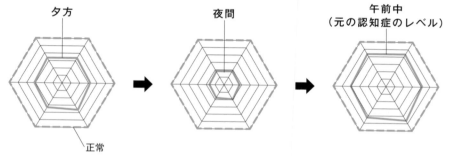

図1 せん妄に伴う認知機能変化のイメージ

≫ せん妄・認知症の鑑別議論における注意点

≫ ① チアミン（ビタミンB₁）欠乏症（ウェルニッケ脳症）

精神症状の鑑別の本筋では，せん妄と認知症との区別が山場になります。しかし，臨床における対応を考える場合には，認知症の判断のなかに，治療可能な認知機能障害が混じることに注意が必要です。教科書的には，治療可能な認知機能障害というと，甲状腺機能低下症，正常圧水頭症が挙がります。しかし，高齢者の診療では，チアミン欠乏症（ウェルニッケ脳症）が潜んでいることが意外に多いので，補足します。

◈ 見落とさないための知識

　チアミン欠乏症（ウェルニッケ脳症）は，教科書的には有名で，精神症状と眼筋麻痺，失調歩行の三徴が挙がります。しかし，臨床においてはそれら三徴が揃うことはほとんどなく，不注意を中心とした意識障害～認知機能障害の形で現れることが多いです。加えて，ウェルニッケ脳症はアルコール依存と関連して記憶されることも多いかと思いますが，高齢者で摂食量の低下が続いた場合，胃がんや結腸がんなどの消化器系悪性腫瘍の過程で生じることがあります。少なくとも高齢者で臨床上食欲不振があり，せん妄か認知症かを疑う事態を生じた場合には，積極的に検索する必要があります。疫学では，一般人口の剖検で 0.4 ～ 2.8% に認められるように，臨床で観察される頻度よりも格段に高いことから，臨床で見落とされている可能性があります。教科書的には，ウェルニッケ脳症は治療可能な認知機能障害と書かれるものの，臨床では完全回復は 36% に留まります。特に，記憶障害は 44% に残存するといわれます[1]。

◈ 診断～Caineらによる診断基準

　チアミン欠乏症においては，Caineらによる診断基準（①栄養障害，②眼球運動障害，③小脳失調，④意識障害または軽度の記憶障害のうち，2 つ以上を満たすとウェルニッケ脳症と診断）が三徴よりも重要です。特に，食事摂取量不足となんらかの精神状態の変化を認めた場合には，採血でビタミン B レベルを測定しつつ，投与を開始します（臨床検査では血液でチアミンレベルを測定しますが，脳内チアミンレベルを反映していない可能性があります）。画像診断では，頭部MRI にて中脳，乳頭体，視床の中脳水道領域の高信号像は感度が低いものの，特異度は高いといわれています。

≫ ② 非けいれん性てんかん重積状態（NCSE）

　NCSEについては「元気がない，動かない」の項（p127）でも触れていますが，臨床でせん妄か認知症かが議論になる（認知機能障害がある，指示が入らない）場合に，同じく忘れてはならない事項に非けいれん性てんかん重積状態があります。

◈ 病態

　非けいれん性てんかん重積状態とは，意識障害から反応の低下が前面に出るてんかんの一群を指します。けいれんなど運動症状は目立たないのですが，脳波上は電気的な発作活動が持続（てんかん発作を生じている）事態になります。非け

いれん性てんかん重積状態を意識しなければならない理由は，一見せん妄や認知機能障害と思われている事例のなかに，治療により対処可能な病態が混じっているからです。そして，特に非けいれん性てんかん重積状態は，抗てんかん薬を使用することで改善が可能であり，医療者が十分に認識していないために見逃されることが最もおそれられているからです。非けいれん性てんかん重積状態は，高齢者に多く発生します。高齢者の場合，原因には，脳梗塞や脳出血，感染，腫瘍性などがあります。

≫ 見落とさないための知識

　非けいれん性てんかん重積状態に気づくうえで最も重要なことは，てんかん重積に関連した臨床症状の評価です。例えば，一点を凝視している，瞬目の反復，もぐもぐしていたり嚥下といった自動症の出現，頸部の規則的な攣縮などの症状があることや，注意障害や認知機能障害が分単位で変わる場合には一度疑うことがポイントです。

大事な まとめ	● 指示に従わない場合もまずはせん妄を疑う。注意は3つ（選択，維持，制御）に分かれ，それぞれの障害をせん妄での動作の現れ方があるかどうかで評価する。 ● せん妄と認知症の主な違いは進行期間。その情報がなければ日内変動で鑑別する。また，両者が混在する場合（DSD）は夕方から夜間に変化した分をせん妄として評価する。 ● せん妄と認知症の鑑別に埋もれる可能性のあるチアミン欠乏症と非けいれん性てんかん重積状態は治療可能なので見落とさないように注意する。

文献

1) Isenberg-Grzeda E, Rahane S, DeRosa AP, et al: Wernicke-Korsakoff syndrome in patients with cancer: a systematic review. Lancet Oncol. 2016; 17: e142-e148.

10　けいれん

　いよいよ Part II も大詰めです。ここではけいれんを取り上げます。けいれんは神経症状で扱われることが多いです。しかし，臨床では精神症状を伴うことや意識障害の鑑別で重要になります。

 精神症状の鑑別の仕方をぐるりとみてきましたが，最後はけいれんです。

 いろいろな症状をみてきましたけれども，今回はなぜてんかんを取り上げるのですか？ 確かにてんかんも精神疾患に入りますが，けいれん自体は見たままなのでわかりますよ。

 「てんかん＝けいれん」のイメージが強いので，「見たまま鑑別できる疾患をどうして入れるのか」不思議に思いますよね。

 はい。

 ここで補足と注意の意味で取り上げたいのは，「けいれんのあるてんかん発作」ではなく，「けいれんのないてんかん発作」もあるという点です。これまで何度か出てきたてんかんです。思い出せますか？

 非けいれん性てんかん重積状態（non-convulsive status epilepticus：NCSE）ですか？

 そうです，case 18（p128）にも登場した「非けいれん性てんかん重積状態」です。てんかんというと「目に見える」と思われがちです。しかし，意外なところで姿を現わすこと，そして急性期医療の現場ではあちこちで姿を現わすことから，必ずせん妄や認知症との鑑別が必要になってきます。そのような理由から，しっかりと伝えていきたいと思います。

≫ NCSE

 NCSEについて復習していきましょう。どのような現象でしたか？

NCSEはせん妄や意識障害と似た症状を示します。通常のてんかん発作とは異なり，手足の動きやけいれんがなかったかと思います。

そのとおりです。NCSEは意識障害が中心になること，いわゆる"けいれんがない，あるいは目立たない状態"でしたね。特に，意識障害の出方が特徴で，意識レベルの変動が急激に起こります。そのため，

・ずっと反応がない→意識障害と誤解される
・変動のレベルを誤って判断される→せん妄と誤解されることが多い，また応答が曖昧であることから認知症と誤解されることもある

といったことが起きます。

そうか。パッと見て決めつけるのではなくて，しばらく経過を追ったり，前後でどうだったのかを比べながら考える必要があるのですね。

≫ 疫学

イメージがついてきたところで，まずてんかんの疫学を確認していきましょう。てんかんはどの年代に起こりやすいでしょうか？

てんかんは小児の疾患ですよね？

おそらくてんかんに関連する疾患が先天性疾患であることから小児のイメージが強いのかと思いますが。

え。ということは，むしろ高齢者に起こりやすいのですか？

そうなんです。

　もちろんてんかんの原因には先天性疾患もありますが，そのほかに脳に傷がつく疾患，例えば脳梗塞や外傷，転移性脳腫瘍など高齢者の問題でも起きます。そのボリュームを考えれば，加齢に伴う影響のほうが圧倒的に大きいということです。海外のデータでは，70歳代での発症率が人口10万人あたり100名，80歳代では同173名と報告されています[1]。わが国では，福岡県久山町での疫学調査があります。その調査では，65歳以上のてんかん有症率が人口1,000人あたり10.3人で，一般人口（40〜64歳）の3倍以上高かったのです[2]。わが国では海外と比較しても高齢者の有病率が高いかもしれません。そのため，結果として臨床でてんかんに遭遇することが多くなります。

例えば，がん治療中の患者の10〜15％が治療のいずれかの段階でてんかん発作を経験するくらい一般的になるのです。

がん治療中では一般的な事象なのですね。

それくらい一般的となるてんかん発作のなかで，NCSEはどれくらい生じているのか，正確な疫学調査はないのですが，たとえば緩和ケア病棟に入棟している患者では約5％程度といわれています。

20人を診れば1人いると。

そうです。「結構いるな」という感触をもてそうですか。NCSEは，焦点意識減損発作（旧名：複雑部分発作）からてんかん重積状態になった場合に生じやすいと言われています。

≫ NCSE のとらえ方

なるほど。実際にどのようなときにNCSEを疑うのでしたっけ？

先ほど触れたとおり，NCSEは焦点意識減損発作から，それも特に側頭葉てんかんからの焦点意識減損発作で生じやすいのです。高齢者では，もともと66％が側頭葉てんかんといわれるくらい側頭葉てんかんが多いので，その分生じやすくなります。NCSEを疑う際のポイントは，急激な意識レベルの変動や意識障害のなかに変わった行動や精神活動の変化がみられるかどうかです。

急に意識レベルが変わる場合ですか。

はい，急に落ちるのは意識しやすいと思いますが，急に回復する点も同じく注意したいポイントです。落ちるほうから話をしますと，急に一点を凝視したまま応答がなくなることから始まり，その後に口をもぐもぐと動かしたり，手をまさぐる動作をしたりします。併せて，長期間のもうろう状態が続きます。

意識障害と併せてもぐもぐ口を動かすとか，そのような動作が出るのですね。

そうです，側頭葉てんかんの自動症といわれる症状です。併せて，急に意思疎通が回復したり，あるいは回復したと思ったらまた数分で疎通がなくなったりといった分単位の変動が生じます。

それは急ですね……。

おさらいになりますが，特徴的な4点をまとめます。

> **NCSE を疑う徴候**
> ・意識障害のなかに数分単位での急激な意識レベルの変動がある
> ・一点を凝視する，反復性のまばたき，咀嚼や嚥下する動作，手でまさぐる動作
> ・頭部や顔面のピクつき（攣縮）
> ・片側の眼球運動や眼球偏位

（p130，表 3 の再掲）

「これはあやしい」と思った際はどう対処すればよいですか？

原因不明の意識障害が続く場合や，せん妄にしては意識レベルの変動が大きいと感じる場合には，脳波検査を検討することが望ましいです。脳波検査で，持続する2〜4Hzの異常放電が認められると診断が容易になります。しかし，高齢者の場合，てんかん脳波を同定できる頻度は残念ながら低いです。なぜなら，高齢者では側頭葉てんかんからのNCSEが多く，発作源が頭皮から深いため，頭皮で検出する脳波では拾えないことが多いためです。

すると，脳波は決め手にならないということですね？

教科書的には脳波検査が決め手なのですが，実臨床では検出能は高くないです。その点で，臨床症状をいかにとらえるかがより大事になります。

CTとか画像での検査はダメですか？

報告では，てんかん重積後の頭部CTでは，脳の腫脹や脳溝の消失などが観察されたり，頭部MRIでは，脳梗塞に類似したT2高信号および拡散強調像での高信号などが報告されてはいます。ただ，非特異的な変化なので決め手にはなりにくいです。

やはり，決め手になるものはないということですね。

そうですね。一発で確定診断に結びつけるような検査法は今のところないので，慎重に臨床症状と組み合わせて判断していく必要があります。

≫ NCSE の治療

臨床症状からNCSEを見つけたらどうするのですか？

NCSEと別名のようにみえて驚くかもしれませんが，薬物療法はけいれん重積状態の治療に準じます。しかし，大きく違う点は，一般的にNCSEは無呼吸発作等の生命を脅かす多くのてんかん重積状態とは異なることが多いです。そのため，欠神発作や意識障害のない局所てんかん重積状態に沿って治療を開始していきます。

少し余裕をもって考えていけるのですね。

はい，その点では時間をかけられます。一方，重要なのは併存症を考えた薬物選択です。従来から用いられてきた抗てんかん薬は相互作用の影響が大きいのです。

具体的にはどのような選択ですか？

例えば，フェニトインやカルバマゼピン，フェノバルビタールは，肝臓でチトクロムP450（CYP）やグルクロン酸抱合を誘導することが知られています。これらの薬剤は，アセトアミノフェンやステロイド（プレドニゾロン），抗血小板薬などとの相互作用があり，併用薬の代謝を促進し効果を減弱させます。

結構いろいろとありますね。

種類があるため，酵素誘導のない薬物を選びたくなります。近年のガイドラインでは，合併症・併存症のある場合では，レベチラセタム，ガバペンチン，ラモトリギンが推奨されています[3]。

すべて新規の薬剤ですよね。

そうです。これらの薬物は，酵素誘導がないことと，使用に伴う認知機能低下の悪影響もないことが確認されています。

眠気などの影響も少ないということですか？

はい。また，ガイドライン公開後に上市されて登場してきたためガイドラインには記載されていませんが，ラコサミドも酵素誘導はないことから，同じく有望と考えられます。

いずれにしても，古い世代の抗てんかん薬は候補にはなりにくいわけですね。

≫ そのほかの治療とポイント

　相互作用のほかに検討したいのは，投与量の調整や投与経路の変更に対応できるかどうかです。その点で，レベチラセタムやラコサミドは経静脈投与も可能なため，実臨床ではこのどちらかを使うことが多くなりました。一方，ラモトリギンは Stevens-Johnson 症候群などの重篤な皮膚有害事象のリスクがあり，増量手順が定められています。頻度は少ないとはいえ，いったん生じると重篤になりやすい有害事象があるので，避けられる傾向にあります。

① 重積状態（高度の意識障害や無呼吸発作），急性症候時

　早期のてんかん重積状態では，ベンゾジアゼピン系薬剤による治療で発作を頓挫させることを目標にします。臨床では，脳波検査などの実施が難しい場合もあり，診断的治療として行っていきます。経静脈投与を用いることが多いのですが，静脈が確保できない場合にはミダゾラムの鼻腔・口腔内投与，筋注という選択もあります（特に在宅や施設での環境による）。

② 重積状態後の 2 次治療

　一般的には再発予防のために 2 次治療に入ることが多いです。抗てんかん薬による発作の軽減と薬物により生じる眠気や認知機能障害のリスク・ベネフィットを検討し，有益性が勝る場合に予防的治療を進めていきます。薬剤選択は，上述のとおりレベチラセタムないしラコサミドを用いることが多いです。

大事な まとめ	● NCSEは高齢者に多く，急激な意識レベルの変動や意識障害のなかに変わった行動や精神活動の変化がみられる場合に疑う。
	● NCSEは欠神発作や意識障害のない局所てんかん重積状態に沿って治療する。
	● 治療薬としては経静脈投与が可能で，重篤な有害事象リスクのないレベチラセタムやラコサミドが有力。

文献

1) Hauser WA, Annegers JF, Kurland LT: Incidence of epilepsy and unprovoked seizures in Rochester, Minnesota: 1935-1984. Epilepsia. 1993; 34: 453-468.
2) Tanaka A, Hata J, Akamatsu N, et al: Prevalence of adult epilepsy in a general Japanese population: The Hisayama study. Epilepsia Open. 2019; 4: 182-186.
3) 日本神経学会監修，「てんかん診療ガイドライン」作成委員会編集：てんかん診療ガイドライン 2018 追補版. 医学書院，東京，2018.

精神症状の鑑別はいかがでしたか。

 最初に教えていただいた階層構造を常に意識することの大切さが刷り込まれました！

 精神症状の評価を得意とする医師や科は限られるので，研修中に疑問に思っても質問しづらいと思います。身体症状では診断学が知られていて，臨床推論のトレーニングも受けていますが，精神症状となるとその鑑別方法はまったく知られていません。いきなり直感での対処になりがちです。精神症状にも鑑別という考え方があり，階層構造や手順があるという説明は一般的な教科書には出てこないので，ぜひ持ち帰ってほしいです。

 必ず最初にせん妄の除外，注意の障害があるかを確認するというところを整理するだけでも鑑別の見立てがつきやすくなりそうです。

 そうですね。一口に注意の障害といってもせん妄での現れ方，それ以外での現れ方など，疾患特異性を迅速に評価するには慣れが必要ですが，臨床で似たような場面に出会ったら，本書を振り返ってみてください。臨床症状への洞察，刺激の方法，質問内容も深めていければ，確実に日常診療への自信がついてくると思います。

 教えていただいた具体的なポイント，問いかけのヒントを参考にします。

 高齢者や認知症患者は増え続けます。説明してきた内容は，慢性期から急性期，地域医療からICUに至るまですべての医療現場や病棟で役立つので，明日から意識してみてください。また，鑑別や診断だけでなく，実際の処方も気になるようでしたら，この後の付録や，姉妹書の「病棟でのせん妄・不眠・うつ病・もの忘れに対処する」も確認するとよいと思います。

 ありがとうございました。

付録 📱主な向精神薬の相互作用

※当付録は 2024 年 2 月時点での情報に基づいてまとめています。実際の処方にあたっては，薬剤名の確認と，添付文書記載の容量・用法および施設での基準をご参照ください。

カテゴリー・薬剤名	商品名（例）	特徴と注意点
抗うつ薬		
三環型抗うつ薬	・クロミプラミン（アナフラニール®） ・ノルトリプチリン（ノリトレン®） ・アミトリプチリン（トリプタノール®，アミトリプチリン） ・イミプラミン（トフラニール®） ・トリミプラミン（スルモンチール®） ・ロフェプラミン（アンプリット®） ・ドスレピン（プロチアデン®） ・アモキサピン（アモキサン®）	・主に CYP2D6 で代謝：アミトリプチリン，クロミプラミン，イミプラミン ・CYP3A4 誘導作用をもつカルバマゼピン，フェニトインにより血中濃度が低下 ・CYP2D6 阻害作用をもつパロキセチンとの併用で血中濃度が上昇
四環系抗うつ薬	・マプロチリン（ルジオミール®，マプロチリン） ・ミアンセリン（テトラミド®） ・セチプチリン（テシプール，セチプチリンマレイン）	・主に CYP2D6 で代謝：ミアンセリン，マプロチリン ・CYP3A4 誘導作用をもつカルバマゼピン，フェニトインにより血中濃度が低下
SSRI		
フルボキサミン	・デプロメール® ・ルボックス® ・フルボキサミンマレイン	・CYP2D6，CYP1A2 で代謝 ・CYP1A2，CYP2C19 を強力に阻害するため，ベンゾジアゼピン系，デュロキセチン，抗精神病薬，カルバマゼピン，フェニトインなどの血中濃度上昇を招く
パロキセチン	・パキシル ・パロキセチン	・CYP2D6 で代謝 ・CYP2D6 阻害作用もありリスペリドンやアトモキセチンなどの血中濃度を上昇させる ・乳がん治療薬のタモキシフェンとの相互作用は議論があった
エスシタロプラム	・レクサプロ® ・エスシタロプラム	・CYP3A4，CYP2C19 で代謝 ・非特異的な CYP 阻害作用をもつシメチジンや CYP2C19 阻害作用をもつオメプラゾールとの併用で血中濃度上昇
セルトラリン	・ジェイゾロフト® ・セルトラリン	・CYP2D6 で代謝 ・CYP2D6 阻害作用でリスペリドン等の血中濃度上昇

カテゴリー・薬剤名	商品名（例）	特徴と注意点
SNRI，NaSSA		
デュロキセチン	・サインバルタ® ・デュロキセチン	・主に CYP1A2 で代謝 ・CYP1A2 阻害作用のあるフルボキサミン，CYP2D6 阻害作用のあるパロキセチンとの併用で血中濃度が上昇
ミルナシプラン	・トレドミン® ・ミルナシプラン	・主にグルクロン酸抱合により代謝
ミルタザピン	・リフレックス® ・レメロン® ・ミルタザピン	・CYP2D6，CYP1A2，CYP3A4 で代謝 ・CYP3A4 誘導作用のあるカルバマゼピン，フェニトインとの併用で血中濃度が 40〜60% に低下するとの報告
その他		
トラゾドン	・デジレル® ・レスリン® ・トラゾドン	・CYP3A4，CYP2D6 で代謝 ・CYP3A4 阻害作用のある抗 HIV 薬サキナビルとは併用禁忌
ボルチオキセチン	・トリンテリックス®	・CYP2D6 をはじめ複数の CYP が代謝に関与
抗精神病薬		
フェノチアジン系	・ペルフェナジン（ピーゼットシー®，トリラホン®） ・プロペリシアジン（ニューレプチル®） ・フルフェナジンマレイン（フルメジン®） ・フルフェナジンデカン（フルデカシン®） ・クロルプロマジン・フェノバルビタール・プロメタジン配合（ベゲタミン®） ・クロルプロマジンフェノールフタリン（ウインタミン®） ・クロルプロマジン（クロルプロマジン，コントミン®） ・プロクロルペラジンメシル注射液，プロクロルペラジンマレイン内服（ノバミン®） ・レボメプロマジン注射液（ヒルナミン®，レボトミン®） ・レボメプロマジンマレイン内服（ヒルナミン®，レボトミン®，レボメプロマジン）	・主に CYP2D6 で代謝：クロルプロマジン，レボメプロマジン
ブチロフェノン系	・ハロペリドール内服（セレネース®，ハロペリドール） ・ハロペリドールデカン酸エステル注射液（ハロマンス®，ネオペリドール®） ・ブロムペリドール（インプロメン®，ブロムペリドール） ・ピパンペロン（プロピタン®） ・スピペロン（スピロピタン®） ・チミペロン（トロペロン®）	・主に CYP3A4 で代謝：ハロペリドール

カテゴリー・薬剤名	商品名（例）	特徴と注意点
非定型抗精神病薬		
リスペリドン	・リスパダール® ・リスペリドン	・主に CYP2D6 で代謝 ・パロキセチンとの併用で血中濃度が上昇 ・代謝産物が腎排泄
ペロスピロン	・ルーラン® ・ペロスピロン	・主に CYP3A4 で代謝 ・CYP3A4 阻害作用のある抗真菌薬，マクロライド系抗菌薬との併用で血中濃度が上昇
ブロナンセリン	・ロナセン® ・ブロナンセリン ・ロナセン®テープ	・主に CYP3A4 で代謝 ・抗真菌薬，HIV プロテアーゼ阻害薬との併用禁忌
オランザピン	・ジプレキサ® ・オランザピン	・主に CYP1A2 と UGT1A4 により代謝 ・CYP1A2 誘導作用のあるオメプラゾール，リファンピシン，喫煙で血中濃度が低下 ・CYP1A2 阻害作用のあるシプロキサシンで血中濃度が上昇
クエチアピン	・セロクエル® ・クエチアピン	・主に CYP3A4 で代謝 ・CYP3A4 阻害作用のあるケトコナゾール併用で Cmax，AUC 上昇
アセナピン	・シクレスト® ・アセナピン	・CYP1A2，UGT1A4 で代謝 ・CYP2D6 阻害作用があり，パロキセチンとの併用でパロキセチンの血中濃度が上昇
アリピプラゾール	・エビリファイ® ・アリピプラゾール	・主に CYP2D6，CYP3A4 で代謝 ・CYP3A4 阻害作用のある抗真菌薬，マクロライド系抗菌薬との併用で血中濃度が上昇
ブレクスピプラゾール	・レキサルティ®	・主に CYP2D6，CYP3A4 で代謝 ・CYP3A4 阻害作用のある抗真菌薬，マクロライド系抗菌薬との併用で血中濃度が上昇
クロザピン	・クロザリル®	・主に CYP1A2，CYP3A4 で代謝 ・P-gp 基質

カテゴリー・薬剤名	商品名（例）	特徴と注意点
抗てんかん薬，気分安定薬		
炭酸リチウム	・リーマス® ・炭酸リチウム	・腎排泄
バルプロ酸ナトリウム	・セレニカ® ・デパケン® ・バルプロ酸 Na	・代謝経路は複雑，CYP2D6 が一部関係する ・カルバペネム系抗菌薬との併用で血中濃度が著しく低下することが知られていて併用禁忌 ・UGT に対する阻害作用があり，ラモトリギンやロラゼパムとの併用でこれらの血中濃度が上昇
ラモトリギン	・ラミクタール ・ラモトリギン	・主に UGT1A4 で代謝 ・バルプロ酸との併用で血中濃度が上昇
カルバマゼピン	・テグレトール® ・カルバマゼピン	・主に CYP3A4 で代謝 ・CYP3A4 阻害採用をもつフルボキサミンなどとの併用で血中濃度が上昇 ・強力な CYP3A4，CYP1A2，CYP2D6 誘導作用があり，さまざまな相互作用を引き起こすため近年臨床では使用を避ける傾向
抗てんかん薬（従来薬）		
フェニトイン	・アレビアチン® ・ヒダントール®	・焦点起始発作，全般強直間代発作の第二選択薬 ・シナプス前膜の Na チャネル阻害 ・CYP1A2，CYP2C9，CYP3A4 など ・治療濃度域でも代謝が飽和状態となり，わずかな増量でも急激な血中濃度の上昇を招くことがある。注意深い用量設定が必要 ・副作用：歯肉増殖，多毛，重症薬疹 ・$10{\sim}20\mu g/mL$
ホスフェニトイン	・ホストイン®	・フェニトインのプロドラッグ ・従来のフェニトインは水に溶けにくいため，添加物として水酸化ナトリウムが加えられていた。そのため pH が低下すると結晶が析出したり，血管外に漏出したときに壊死を起こしやすかった ・重積発作予防のために用いられるが，近年では相互作用の観点から併存症をもつ場合には使用を避ける傾向

カテゴリー・薬剤名	商品名（例）		特徴と注意点
抗てんかん薬（新規）			
レベチラセタム	・イーケプラ®		・2010 年上市 ・焦点起始発作の第一選択薬，全般強直間代発作の第二選択薬。シナプス小胞蛋白と結合することで発作抑制 ・血漿蛋白と結合しない ・腎排泄 ・副作用：被刺激性
ラコサミド	・ビムパッド®	※ガイドラインでの位置付けはこれからだが，エキスパートコンセンサスではレベチラセタムが合わない，あるいは効果不十分である場合の第二選択薬として有力になってきている	・2016 年上市 ・焦点起始発作の第二選択薬 ・Na チャネルの緩徐な阻害 ・CYP2C19 で代謝，明確な相互作用はない ・副作用：PR 延長，めまい
ペランパネル	・フィコンパ®		・2016 年上市 ・焦点起始発作の第二選択薬，全般強直間代発作の第二選択薬 ・シナプス後膜の AMPA 型グルタミン酸受容体を阻害 ・主に CYP3A4 にて代謝 ・副作用：被刺激性
トピラマート	・トピナ®	※重篤な有害事象（皮膚症状）があるため，増量のスピードが定められている。そのため，長期でのてんかん治療に優れていて，比較的短期でのコントロールには不向き	・2007 年上市 ・焦点起始発作の第一選択薬，全般強直間代発作の第二選択薬 ・Na チャネル抑制のほか，Ca チャネル抑制等，複数の作用機序 ・CYP3A4 にて代謝 ・副作用：るいそう，尿管結石，発汗減少，抑うつ
ラモトリギン	・ラミクタール®		・2008 年上市 ・焦点起始発作の第一選択薬，全般強直間代発作の第二選択薬 ・Na チャネルを頻度依存的に抑制 ・主にグルクロン酸抱合 ・副作用：重症薬疹

カテゴリー・薬剤名	商品名（例）	特徴と注意点
併存症のあるてんかん患者の治療		
フェノバルビタール	・フェノバルビタール（フェノバール®） ・フェノバルビタールナトリウム（ルピアール®，ワコビタール®，ノーベルバール®）	抑うつ・不安悪化，被刺激性がある。うつ病や発達障害の併存がある場合は投与後の変化を観察する
レベチラセタム	・イーケプラ® ・レベチラセタム	
トピラマート	・トピナ® ・トピラマート	
ゾニサミド	・エクセグラン® ・ゾニサミド ・トレリーフ®	
トピラマート	・トピナ® ・トピラマート	体重減少があり，消耗性疾患のある場合に注意を要する
ゾニサミド	・エクセグラン® ・ゾニサミド ・トレリーフ®	
バルプロ酸ナトリウム	・セレニカ® ・デパケン® ・バルプロ酸 Na	体重増加
ガバペンチン	・ガバペン®	
カルバマゼピン	・テグレトール® ・カルバマゼピン	骨粗鬆症：CYP1A2 等を誘導することから酵素誘導薬とよばれる。高齢者やステロイドによる中長期治療中の場合に，骨代謝障害のリスクを避けるために注意を要する
フェニトイン	・アレビアチン® ・ヒダントール®	
フェノバルビタール	・フェノバルビタール（フェノバール®） ・フェノバルビタールナトリウム（ルピアール®，ワコビタール®，ノーベルバール®）	

●索引 ※表中の語句は除く

あ

アセトアミノフェン … 70, 170
アパシー … 123, 134-136, 139
アルコールの乱用 … 44
アルツハイマー型認知症
……………………… 89, 138
アルツハイマー病 … 19
アルプラゾラム … 70

い

怒り … 11, 83-87, 89,
91, 93, 94, 113
意識障害 … 8, 22-24,
28, 31, 33, 48, 56, 57,
76, 77, 79, 82, 85, 88,
107, 119, 128-130,
160, 164, 166-172
痛みのコントロール … 45, 143
院内自殺 … 47

う

ウェルニッケ脳症 … 89, 163,
164
うつ病 … 44, 47, 57, 67,
70, 74, 91-94, 107, 108,
112, 113, 115, 118,
124-127, 130, 133-139,
151, 153-155, 173
　重度の— … 39

え

エチゾラム … 70

お

オランザピン … 148, 149
オレキシン受容体拮抗薬
……………………… 148, 149

か

外傷体験 … 41, 44
学習障害 … 10
覚醒中枢 … 16
覚醒レベル … 27, 28, 78,
79, 136
割腹自殺 … 39
ガバペンチン … 170
カルバマゼピン … 170
感情 … 17, 34, 35, 37, 38, 57,
59, 64, 76, 86, 93, 115

き

希死念慮 … 2, 38, 40-43,
92, 151-153
記念日反応 … 69
気分 … 4, 10, 11, 15, 19,
30, 34-36, 38, 40,
48, 113, 124, 133
　—の異常 … 35
　—の障害 … 4, 34, 37
急性不眠 … 140, 148
急性不眠症 … 140
強迫観念 … 51
近時記憶 … 32
近時記憶障害 … 122

く

クエチアピン … 148, 149
クロルプロマジン … 148, 149

け

軽度認知機能障害 … 47
けいれん … 129, 164,
166, 167
けいれん重積状態 … 170
激越 … 74
血管性認知症 … 89
幻覚 … 2, 14, 15, 19, 23,
25, 53-57, 84, 95-99,
101-108, 115, 116, 118, 119
幻視 … 18, 25, 26, 30,
53, 56, 57, 95,
98-100, 103, 107, 158
倦怠感 … 21, 89, 113, 124,
125, 136, 146,
147, 153, 156
幻聴 … 12, 49, 54, 57, 95,
99-104, 109, 158
見当識 … 32, 33

こ

甲状腺機能低下症 … 89, 163
抗精神病薬 … 76, 108-110,
148, 149
行動心理症状 … 80, 82, 134
抗不安薬 … 4, 5, 60-62,
66, 70, 71
コーピング … 45
呼吸困難 … 4, 125, 153
コタール症候群 … 20, 39, 115
誇大妄想 … 115
コンスタン® … 70

さ

罪業妄想 … 20, 113, 114
させられ体験 … 51
錯覚 … 18, 57, 96, 97,
103, 104, 141

し

思考(の)障害 … 38, 48, 49,
52-54, 59
思考伝播 … 104
自己コントロール感の回復
……………………… 61
自殺 … 38, 40-46, 143, 151,
152, 155, 156
自殺企図 … 40, 41, 156
自殺企図歴 … 44
自殺ハイリスク … 44
自殺リスク … 40, 41, 143, 157
自殺率 … 47
自傷体験 … 44
自生思考 … 51
自責念慮 … 20, 125
実行機能 … 122
　—の障害 … 88, 122, 130
実存的な苦痛 … 155
自動症 … 165, 169
自閉スペクトラム症 … 10
借金妄想 … 20
消化器(の)症状 … 39, 40
焦燥感 … 114, 125, 141, 143
焦点意識減損発作 … 168
情動 … 10, 30, 48, 107, 113
食欲不振 … 90, 99, 124,
125, 136, 164
シリアル7 … 31, 32
心気妄想 … 114
神経解剖 … 8, 16, 17
神経発達症 … 10
心的外傷後ストレス障害
……………………… 63, 68

す

睡眠衛生指導 … 146, 150
睡眠覚醒リズムの障害
…… 25, 77, 78, 82, 121, 160
睡眠時無呼吸症候群
……………………… 145, 146
睡眠薬 … 140-142, 148
頭痛 … 70, 124
ステロイド … 144, 146, 170
ストレス反応 … 37

せ

世界没落体験 …………… 51
セルシン® …………………… 98
セルフケア ………… 28, 119, 122
セロトニン・ノルアドレナリン
　再取り込み阻害薬 ………… 71
選択的セロトニン再取り込み
　阻害薬 ……………………… 71
全般性不安障害 ……………… 70
せん妄 ………… 2, 4-8, 14,
　17-19, 21-26, 28-34, 48,
　56, 57, 67, 74, 76-79, 82,
　85, 86, 88, 94, 96, 98-100,
　103, 107, 108, 119-122,
　126-130, 136-139, 141,
　142, 148-150, 153-167,
　169, 173

そ

躁状態 ………………………… 12
早朝覚醒 …………………… 142
躁病 ………………………… 115
瘙痒感 ……………………… 144
側頭葉てんかん ………… 168, 169
ソラナックス® ………………… 70

た

体感幻覚 …………………… 20
対象なき知覚 ………………… 96
対話性の幻聴 ………… 57, 100
多飲歴 ………………… 44, 143

ち

チアミン（ビタミンB₁）欠乏症
　…………………………… 163, 164
知的能力障害 ………………… 10
注意欠如多動症 ……………… 10
注意（の）障害 ………… 17, 25,
　26, 28-32, 77-79, 82, 85, 86,
　88, 96, 99, 120, 121, 130, 137,
　139, 153, 159, 162, 165, 173
注察妄想 ……………… 109, 112
中途覚醒 ………… 90, 113, 125,
　142, 144

て

デパス® ……………………… 70
てんかん重積状態
　………………… 129, 168, 170, 171
てんかん発作 ………… 129, 164,
　166-168

と

統合失調症 ………… 2, 4, 12, 19,
　49-57, 68, 76, 95,
　101-104, 107-110,
　112, 115
トラゾドン …………………… 148

に

入眠困難 ……………… 142, 144
認知機能検査 ……… 31, 87, 162
認知機能（の）障害 ……… 53, 80,
　87, 88, 154, 159,
　162-165, 171
認知症 ……… 2, 4, 9, 14, 17-19,
　24, 31, 38, 39, 46, 55,
　74, 80, 82, 87-89, 94, 99,
　119-121, 123, 126, 127,
　130, 134-139, 153-155,
　157, 160-167, 173

の

脳幹 ………………… 8, 16, 17
脳幹網様体 …………………… 16
脳梗塞 ………… 21, 74, 84, 113,
　165, 167, 169
脳波検査 ………… 33, 169, 171

は

徘徊 ………………… 2, 123, 134
発達障害 …………… 9, 10, 103
発動性の低下 ………… 123, 134
パニック障害 ………… 2, 63, 66,
　68, 70
パニック発作 ……… 4, 45, 62,
　63, 66-68, 70
パレイドリア …………………… 99
ハロペリドール ……… 22, 74, 75

ひ

被害妄想 ……………… 109, 112
非けいれん性てんかん重積状態
　………………… 127, 129, 164-166
皮質 …………………… 8, 17
微小妄想 ………… 20, 112, 113
ビタミンB群欠乏症 …………… 89
被注察感 ……………… 51, 53, 55
非ベンゾジアゼピン系睡眠薬
　………………………………… 148
広場恐怖 ……………………… 66
貧困妄想 ……… 20, 57, 113, 114

ふ

不安 ……… 2, 4, 5-8, 12, 14, 15,
　17-19, 26, 50, 59-72, 75,
　81, 86, 94, 98, 103, 107,
　110, 112, 114, 115, 125,
　137, 139, 141, 143-146,
　149, 155
不安障害 …………………… 19, 70
フェニトイン ………………… 170
フェノバルビタール ………… 170
不穏時 …………… 21, 22, 74
不定愁訴 ……………… 19, 39, 40
不眠 …… 34, 91, 92, 103, 109,
　110, 113, 124, 125, 135,
　140-146, 148, 150, 151
プレドニゾロン ……………… 170

へ

辺縁系 ……………………… 17-19
ベンゾジアゼピン系抗不安薬
　…………………………………… 5
ベンゾジアゼピン系睡眠薬
　…………………………………… 148
便秘 ……… 19, 20, 39, 114, 124

ほ

暴言 ………………………… 134

ま

幻の同居人 …………………… 58

み

ミダゾラム …………… 156, 171
ミルタザピン ………………… 148

む

むずむず脚症候群 …………… 145

め

めまい ………………………… 70

も

妄想 ………… 14, 15, 18-20, 23,
　25, 30, 38, 39, 48, 50, 51,
　53-58, 84, 95, 105-115,
　117-119, 158
妄想知覚 ……………… 53, 110
妄想着想 ……………… 110, 115
物取られ妄想 ………………… 19

よ

要素性幻視 ……… 57, 103, 107

予期不安 ···················· 63, 68
抑うつ ········ 18, 19, 50, 67, 91,
　　　92, 108, 113, 123-125,
　　　133-135, 139, 144, 145

ら

ラコサミド ··············· 171, 172
ラモトリギン ············· 170, 171

り

リスペリドン ················ 21, 22
離脱症状 ······················· 148
了解可能 ······················· 106

れ

レジリエンス ··················· 37
レストレスレッグズ症候群
··· 145
レビー小体型認知症 ······ 53, 56,
　　　　　　　　57, 162
レベチラセタム ·········· 170-172

A

ADHD ························ 10, 103
Alzheimer's disease(AD) ····· 19
ASD ······························· 10

B

Beck's Hopeless Scale(BHS)
··· 41
behavioral and psychological
　symptoms of dementia
　(BPSD)
············· 80-82, 123, 134

C

Cotard syndrome ·············· 20

D

delirium superimposed on
　dementia(DSD) ····· 162, 165
dementia with Lewy bodies
　(DLB) ···················· 53, 162
DSM-5 ··························· 10

F

functional MRI ············· 48, 49

I

ICD-11 ···························· 10

J

JAM自殺リスクアセスメント
　ツール ························· 40

M

Mini-Mental State Examination
　(MMSE) ······················ 31

N

National Institute for Health
　and Care Excellence(NICE)
··· 42
non-convulsive status
　epilepticus(NCSE)
···················· 127, 129, 130,
　　　164, 166-170, 172

P

post-traumatic stress disorder
　(PTSD) ········· 63, 64, 68, 69

R

restless legs syndrome(RLS)
··· 145

S

schizophrenia ················ 19
selective serotonin reuptake
　inhibitor(SSRI) ················ 70
serotonin noradrenaline
　reuptake inhibitor(SNRI)
··· 71
sleep apnea syndrome(SAS)
··· 145
status epilepticus(SE) ······· 129
Stevens-Johnson症候群 ····· 171

T

The Columbia-Suicide Severity
　Rating Scale(C-SSRS) ····· 41

数字

1次妄想 ···················· 107, 108
2次妄想 ······················· 108
3D ······························ 126

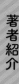

著者紹介

小川朝生

国立がん研究センター東病院精神腫瘍科長
先端医療開発センター精神腫瘍学開発分野長

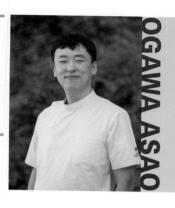

OGAWA ASAO

1999年大阪大学医学部医学科卒業。2004年大阪大学大学院医学系研究科修了。大阪大学医学部附属病院神経科精神科での研修を経て2004年より国立病院機構大阪医療センター神経科，2007年より国立がんセンター東病院精神腫瘍科，2009年に国立がんセンター東病院臨床開発センター精神腫瘍学開発部心理社会科学室長，2012年から同センター精神腫瘍学開発分野ユニット長を経て，2015年より現職。

　診療だけでなく，看護を包括する領域においてケア変革に直結する実践的な研究を推進し，サイコオンコロジー，認知症やせん妄における精神分野を牽引している。「急性期病院における認知症患者の入院・外来実態把握と医療者の負担軽減を目指した支援プログラムの開発に関する研究」においては認知症での支援プログラム開発，また，せん妄についても早期より啓発教育を進め，特に予防・治療を含めた対応プログラム（DELirium Team Approach：DELTA）の開発者として知られる。認知症とせん妄以外の専門分野は，高齢がん，cancer brain，精神腫瘍学。

学会等所属

公益社団法人日本精神神経学会　精神科専門医・指導医

公益社団法人日本医師会　認定産業医

一般社団法人日本総合病院精神医学会　一般病院連携精神医学特定指導医

一般社団法人日本認知症学会　専門医・指導医

一般社団法人日本サイコオンコロジー学会　登録精神腫瘍医

レジデントのための
精神症状鑑別のリアルなアプローチ
誰も教えてくれなかった，処方の前に知っておきたい評価手順

2024年3月20日　第1版第1刷発行

■**著　者**　小川朝生　おがわ　あさお

■**発行者**　吉田富生

■**発行所**　**株式会社メジカルビュー社**
〒162-0845 東京都新宿区市谷本村町2-30
電話　03(5228)2050(代表)
ホームページ　https://www.medicalview.co.jp/

営業部　FAX 03(5228)2059
E-mail　eigyo@medicalview.co.jp

編集部　FAX 03(5228)2062
E-mail　ed@medicalview.co.jp

■**印刷所**　**三美印刷株式会社**

ISBN 978-4-7583-0238-8　C3047

©MEDICAL VIEW, 2024.　Printed in Japan